W0280262

Ernst Mollenhauer

Ernst Mollenhauer

1892–1963

Ein Expressionist aus Ostpreußen
Gemälde aus dem Nachlaß

mit einführendem Text von Günter Krüger

Herausgegeben von
Maja Ehlermann-Mollenhauer

Edition Braus

VORWORT

Dieses Buch ist ein Katalog zu ausgewählten Bildern aus dem Nachlaß des Malers Ernst Mollenhauer, die in kommenden Ausstellungen in wechselnder Anzahl gezeigt werden. Nahezu fünfundzwanzig Jahre seines Lebens verbrachte Ernst Mollenhauer in Nidden auf der Kurischen Nehrung, die sein künstlerisches Schaffen stark prägte. Dieses Land geriet, bedingt durch die politischen Umwälzungen und Grenzveränderungen, im Westen Deutschlands immer mehr in Vergessenheit. Deshalb war es nötig, dem eigentlichen Text- und Katalogteil dieses Buches ein kurzes Kapitel über Nidden und die Kurische Nehrung vorauszuschicken.

Heute ist es nach Jahrzehnten wieder möglich, jenen schmalen Landstreifen zwischen Haff und See zu besuchen und durch eigene Anschauung ein Stück Vergangenheit aufs Neue zu entdecken.

Mainz, im Februar 1992 — Maja Ehlermann-Mollenhauer

INHALTSVERZEICHNIS

MAJA EHLERMANN-MOLLENHAUER

NIDDEN UND DIE KURISCHE NEHRUNG – WAS IST DAS?

NIDDEN

Mein schönstes Dorf im weiten Erdenrund!
Wie wenn ein Gott aus leuchtender Palette,
berauscht von Farben bis zum Herzensgrund,
dich wie im Traume hingezaubert hätte,
so liegst du da; nun selbst ein Farbentraum;
daß sich des Wandrers trunkne Augen feuchten,
wenn er dich an des Waldes dunklem Saum
aufglühen sieht im Morgensonnen-Leuchten.

Auch deine Hohe Düne, die in Licht
und hellem Himmelsblau sich selig badet,
ist wie ein wundersames Traumgesicht,
das jeden Schauenden zutiefst begnadet...
Du schönstes Dorf im weiten Erdenrund,
umkränzt von Dünenlicht und dunklen Bäumen,
oft singt von dir, berauscht, mein Herz und Mund –
und nachts noch muß ich manchmal von dir träumen.

Fritz Kudnig

Als Fritz Kudnig dieses Gedicht schrieb, war Nidden noch ein kleines, verträumtes Fischerdorf auf der Kurischen Nehrung in Ostpreußen, eingebettet in den Frieden des alten Kiefernwaldes und der Dünen und umrauscht von Haff und See. Dennoch war es in der Welt der Künstler zu Ende des 19. Jahrhunderts über die Grenzen des Landes hinaus zum Begriff geworden. Nicht nur Schriftsteller und Musiker, sondern vor allem Maler hatten es entdeckt und in dem alten Künstlergasthof »Hermann Blode« die Niddener Künstlerkolonie gegründet. Nidden war ein Malerparadies inmitten einer grandiosen Natur mit einer ständig wechselnden, lichtdurchfluteten Farbigkeit. Wo in der Welt gab es solche Gegensätze wie hier: In den strengen, frostklaren Winternächten flammte das Nordlicht über den Himmel, in den oft glühend heißen, trockenen Sommermonaten stand mitunter eine Fata Morgana über der glitzernden Fläche des Haffs. Die alten, strohgedeckten Fischerhäuser in der wild blühenden Blumenpracht ihrer Gärten, die schweren, mit bunten Wimpeln geschmückten Kurenkähne in der Weite des Haffs, die gewaltigen, schweigenden Wanderdünen unter einem unwirklich blauen Himmel oder unter dem wechselnden Schattenspiel ziehender Wolken, die sturmgebeugten Kiefern des Waldes und die grün-blaue Weite des Meeres schufen jenen »Farbentraum«, der in seiner Schönheit unberührt und sorgsam geschützt blieb trotz eines zunehmenden Fremdenverkehrs. Jenes Land wurde von Menschen geliebt, die die Stille suchten und vor dem heutigen Tourismus entsetzt geflohen wären.

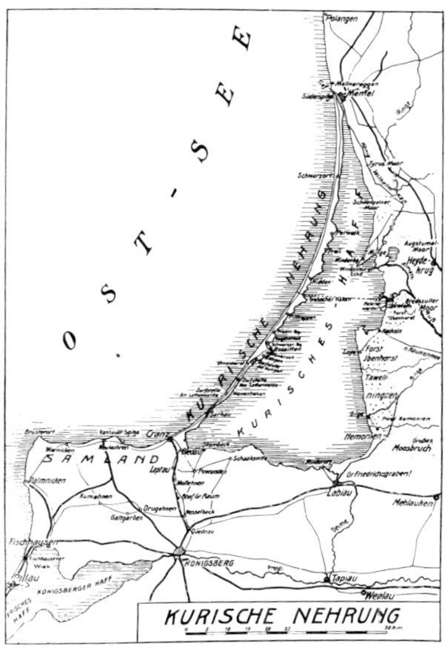

Textabb. 1
Kurische Nehrung.

Entstanden ist die Kurische Nehrung, jener schmale Landstreifen zwischen Cranz und Memel, in vorgeschichtlicher Zeit durch Sandanspülungen aus dem Meer. Ihren Namen erhielt sie durch die vor Jahrhunderten aus dem Baltikum zugewanderten Kuren. Der Deutsche Ritterorden benutzte sie als sichersten und kürzesten Verbindungsweg nach Livland und später diente die über die ganze Nehrung führende »Poststraße« dem Kurierdienst und den Reisenden nach St. Petersburg.

Dem nördlichen Nehrungszipfel gegenüber, getrennt durch ein schmales Tief, in dem die Wasser von Haff und Ostsee sich mischen, liegt Memel, die älteste, durch den Schwertbrüderorden 1252 gegründete und 1257 mit lübischem Recht begabte Stadt des alten Ostpreußen, zu dem es mitsamt seinem Umland fast siebenhundert Jahre gehörte. 1920 entstand als Folge des Versailler Vertrages das Memelgebiet, gebildet aus den Landkreisen Memel, Heydekrug, Pogegen und dem nördlichen Teil des Kurischen Haffs und der Kurischen Nehrung, auf der die Grenze vier Kilometer südlich von Nidden verlief. Es erhielt eine autonome deutsche Verwaltung und eine französische Besatzung. Im damaligen Weltgeschehen fast unbemerkt, wurde es 1923 von litauischen Freischärlern annektiert und nach dem Abzug der Franzosen Litauen widerrechtlich angegliedert, das 1926 den Kriegszustand verhängte. Nach einem durch Jahre andauernden Volkstumskampf, einer Volksabstimmung und einem 1939 abgeschlossenen Staatsvertrag wurde das Memelland schließlich wieder an Deutschland zurückgegeben.

Die Kurische Nehrung stand unter strengstem Natur- und Bauschutz und blieb für den Autoverkehr gesperrt. Versuche der NS-Partei, Nidden zu einem »Kraft durch Freude«-Bad zu machen, konnten verhindert werden. Es blieb eine Oase der

Stille und des Friedens, bis seine Einwohner die Heimat verlassen mußten und im Januar 1945 Sowjettruppen die Nehrung eroberten. 1947 wurde das gesamte Memelgebiet der Litauischen Sowjetrepublik zugeschlagen und mit ihm verschwand das nördliche Ostpreußen als verbotenes Land für lange Jahrzehnte hinter einem Vorhang des Schweigens und auch aus dem Bewußtsein einer breiten Bevölkerungsschicht Westdeutschlands. So wissen Angehörige der heutigen, jüngeren Generation oft nichts mehr von diesem einst deutschen Land im Osten, es sei denn aus Erzählungen ihrer älteren Angehörigen. In ihrem 1973 erschienenen Buch »Orte« fragt deshalb Marie Luise Kaschnitz:

»Ob sich noch jemand an die Nehrung erinnert, diesen wie ein Vogelflügel ausgespannten Sandstreifen zwischen Ostsee und Kurischem Haff? Auf dem Haff fahren wir vom kleinen Hafen Cranz nach Nidden, dort hatte im einzigen Gasthof Thomas Mann mit seiner Familie die Ferien verbracht. Dort, im niederen Kieferngehölz, haben wir unseren ersten Elch gesehen, den leichtfüßigen mit dem riesigen Schaufelgeweih, dort haben wir uns in den weißen Sand gesetzt und auf die Ostsee geschaut und sind dann weiter gewandert von Osten nach Westen über die ganze Nehrung zwischen Haff und See. Dort lag das Haus, das von der Düne verschlungen und als Skelett zurückgelassen wurde. ...

Die Dünen, dieser wandernde Wüstensand, waren goldgelb, afrikanisch und der Himmel afrikanisch blau. Jemand muß sich doch erinnern an die frischen Winde, die einfallenden Zugvögel, die kurischen Wimpel und das kurische Platt. ... Wer jetzt dort wohnt, in den wenigen Häusern am Hang der Dünen?«

Wer jetzt dort wohnt? Es sind neben sehr wenigen, vom Krieg umhergetriebenen Deutschen vorwiegend Litauer und die Nachkommen zwangsumgesiedelter Menschen aus den Weiten der ehemaligen Sowjetunion. Sie kamen nach 1945 in ein Land, das ihnen fremd war, dessen Eigenart sie nicht verstanden und das sie deshalb wohl kaum lieben konnten. Im Laufe der Nachkriegsjahre wurde Nidden zum vielbesuchten Badeort für Werktätige aus sowjetisch-litauischen Betrieben, die das Ortsbild störende, billige Erholungsheime errichteten. Am Hafen entstand eine Fischfabrik und die Struktur des früher so wunderschönen Fischerdorfes veränderte sich völlig.

Seit etwa drei Jahren sind Reisen zur nördlichen Kurischen Nehrung auch für den westlichen Besucher wieder möglich. Diejenigen, die dort aufwuchsen oder das Land durch glückliche Ferienwochen kannten und liebten, wissen heute: Das alte Nidden gibt es nicht mehr, es ist untergegangen für alle Zeit, vernichtet durch Unverstand, Unwissenheit und völlig falsch verstandenen »Fortschritt«. Die einst so sauber geharkte Dorfstraße begräbt nun eine Asphaltdecke, Autos und Parkplätze zerstören das Bild des Dorfes ebenso wie häßliche Mietskasernen und Bauten aller, nicht auf die Nehrung gehörender Stilrichtungen, die sich nicht nur am Leuchtturmberg weit in den Wald fressen. Auf dem »Parniddener Berg« verhöhnt eine betonierte Aussichtsplattform die Majestät der Hohen Düne und die einst nur Thymian, Immortellen und blaugrauen Stranddisteln vorbehaltene Palwe an Niddens Seeküste verunstalten jetzt Glas- und Betonkästen, Schaltwerke und Kasernen. Die einzigartigen Kurenkähne, ehemals Wahrzeichen der Kurischen Nehrung, sind vermodert und verschwunden, weil man nicht mit ihnen umgehen konnte. Was nützt da der Nachbau eines Kahnes, um Touristen zu unterhalten? Abwässer vergiften das Haff, sein einst sandiges Ufer ist verschwunden und durch einen Betonweg ersetzt, die Folge eines ungenügenden Uferschutzes und der durch unsinniges Ausbaggern des Memeler Hafens veränderten Strömung. Zwar stehen, vor allem im Ortsteil »Skrusdin«, die alten Fischerhäuser, doch fehlt ihnen das Leben, für das sie gebaut wurden und oft sind sie nur für die Ferienmonate genutzt. Das einst berühmte Künstlergasthaus »Hermann Blode« ist gesichtslosen, häßlichen Betonkästen gewichen und der heutige Tagestourist geht auf seinem schnellen Weg ahnungslos daran vorbei zum ehemaligen Sommerhaus von Thomas Mann, das, bereits dem Verfall preisgegeben, dann doch restauriert und zu einem kleinen Museum umgestaltet, heute als Lockvogel in allen Reiseprospekten herhalten muß.

Das sind harte Worte, aber sie bestätigen die mahnenden Stimmen, die schon vor Jahren auch in Litauen zu hören waren und davor warnten, die Nehrung nur zu kommerziellen Zwecken auszubeuten. Sie haben nicht viel genützt und kamen zu spät, obgleich man heute versucht, den Autoverkehr zu beschränken und durch jährliche kulturelle Veranstaltungen an die alte Tradition Niddens anzuknüpfen. Das ist ein beschwerlicher, wenn nicht gar unmöglicher Weg. Die Verantwortlichen dort brauchen Hilfe durch Aufklärung, und wenn so viele deutsche Reiseberichterstatter beim Anblick eines alten Fischerhauses in Nidden in euphorische Jubelschreie ausbrechen, dann wissen sie nichts von dessen Herz. Ihnen und denjenigen, denen dieses einmalige Stückchen Erde nun überantwortet ist, sollte man zurufen: Haltet ein mit allem »Fortschritt«, nehmt Nidden in behutsamere Hände und zerstört nicht restlos seine Seele!

Dennoch: Noch immer rauscht der alte Kiefernwald, noch gibt es – weitab vom üblichen Badebetrieb – eine Sonnenseligkeit am weißen Ostseestrand, der Wanderer kann sich in der Weite der Dünen verlieren oder im Erlengebüsch plötzlich einem Elch gegenüberstehen. Wind, Sand und Meer sind geblieben und darüber wölbt sich die Unendlichkeit des Himmels.

Vor einigen Jahren durchbrach bei schweren Stürmen die See an einigen Stellen die schmale südliche Nehrung und ihre Wasser mischten sich mit denen des Haffs. Der Uferschutz, neben der Befestigung der Dünen vormals dringendstes Gebot für alle Nehrungsbewohner, ist völlig ungenügend und das Land immer mehr den Naturgewalten preisgegeben. Die Kurische Nehrung, jene Küste des Lichts, entstand einst aus dem Meer, – kehrt sie in ferner Zukunft dahin zurück?

Die Nehrung im Spiegel der Literatur

Nidden und die Kurische Nehrung haben in Dichtung, wissenschaftlichen Abhandlungen und Reiseberichten einen so vielfältigen Niederschlag gefunden, daß deren Zusammenfassung allein Bände füllen würde. Hier mögen nur wenige kurze Auszüge diese Welt der Maler verdeutlichen und im wahrsten Sinne des Wortes »verdichten«.

WILHELM VON HUMBOLDT (1767–1835)

Die letzten Tage meiner Reise sind noch recht angenehm gewesen. Drei Tage immer am Ufer des Meeres. Die Kurische Nehrung ist so merkwürdig, daß man sie eigentlich ebensogut als Spanien und Italien gesehen haben muß, wenn einem nicht ein wunderbares Bild in der Seele fehlen soll. Ein schmaler Strich toten Sandes, an dem das Meer unaufhörlich an einer Seite anwütet, und den an der andern eine ruhige große Wasserfläche, das Haff, bespült. Die ödesten Sandhügel, die schrecklichsten traurigen Kiefern, die ganze Stunden lang, so weit man sehen kann, bloß aus dem Sande, ohne einen einzigen Grashalm emporwachsen, und nur oben durch die Luft zu leben scheinen, eine Stille und Leere selbst von Vögeln auf dem Lande, die dem Brausen des Meeres nichts zu übertäuben gibt, nur einzelne große Möwen, die am Ufer hinschweben. Dann auf einmal, aber freilich selten, eine ordentliche Oase (wie auch in den Landes von Bayonne, wenn Du Dich erinnerst), hübsche Wiesen, schöne Bäume, ein freundliches Dorf.

So fuhr ich fast 24 Stunden lang, einen Tag und eine mondhelle Nacht, immer mit einem Rade im Wasser. Die See war sehr bewegt, ohne eigentlich zu stürmen. Manchmal ist sie so schlimm, daß neulich die Wellen das Verdeck der Chaise eines Reisenden weggerissen haben.

LOUIS PASSARGE (1825–1912)

Obwohl nur zwei Meilen von Cranz entfernt, das in dem glühenden Dunste des Augustabends ferne auftaucht, glaubt sich der Wanderer hier schon losgelöst von allem, was ihn mit der Welt verbindet. Im Osten erblickt er noch in weiter Entfernung die Fischerboote der Sarkauer, die bald auf der Haff-, bald auf der Seeseite ihre Angeln und Netze stellen, dahinter erscheint der spärliche Strandwald, der sich von hier noch weiter als eine Meile fortzieht, und darüber ein bleiches, gelbliches Gebilde, das mit dem Nebel verschwimmt – die ersten Dünen.

Ich ritt längs dem Haffstrande. Rechts die Flut, links der tiefe Sand der Heide: es blieb nur der schmale angefeuchtete Saum zwischen beiden.

Vergebens sucht die Phantasie unter den vergangenen Bildern nach einer Parallele. Weder die Schneefelder der Alpen noch die Kreideabhänge des Rügenschen Hochlandes gestatten eine Parallele. Im Nebeldunste wasserblau und atlasglatt; von einem Sonnenstrahle getroffen aufglühend wie flüssiges Gold oder verfließend zu einem elektrischen Gelb; wenn dichte Wolkenschatten über die schillernden Flächen gleiten, tief violett, immer aber durchsichtig, ätherisch, fast körperlos: – der tief einsame Wanderer hat Mühe, sich dieser geisterhaften Erscheinung gegenüber zu behaupten.

Anfangs tritt noch eine Pflanze, ein Busch aus dem Sande heraus, sei's, daß sie versucht haben, in der Düne Wurzel zu schlagen oder von der wandernden Welle bis auf eine kleine Spitze bedeckt wurden. Später hört jedes vegetative Leben auf. Es reiht sich Hügel an Hügel, Rücken an Rücken zu einer unabsehbaren Kette, zu einem Walle sich schließend, der von der See aus langsam aufsteigt, um nach dem Haff zu abzufallen in hundert und mehr Fuß hohen, steilen Abfällen.

Der Wind treibt die Sandkörner die mäßig ansteigende Fläche auf der Seeseite hinauf, bis sie im Schutze des Dünenwalles auf der Haffseite hinabrieseln und so in Tausenden von Sandfällen die Dünenkette weiterschieben, die weiter wandert, gleich einer einzigen Welle.

Das Seltsamste aber ist das Fehlen jeden Maßstabes. Wohl stehen am Fuß des Dünenwalles Büsche und Weiden, die letzten Zeugen des einstigen lebhaften Verkehrs auf dieser Nehrung; aber die Sandabhänge selbst sind kahl und einförmig wie die Schneedecke im Winter. Nur der Sand selbst bildet oft Flecken, Adern und Figuren, die an den Marmor erinnern. Zuweilen sitzt ein Adler auf einer Kuppe und erscheint wie ein seltsames, rätselhaftes Tier. Auch der kleinste Vogel, eine Schwalbe oder Drossel, ist auf der Sandfläche deutlich zu erkennen, und oft bezeichnet eine feine Spur die Stelle, wo der Vogel gesessen oder spielend weitergehüpft ist.

Den ganzen, vollen Eindruck der Dünenkette empfängt der Wanderer erst vom Möwen-Haken. Sie begleitet ihn unausgesetzt, ununterbrochen weiter; es vergeht Stunde um Stunde, aber es tritt kein anderes Bild vor sein Auge. Zuletzt wirkt sie auf seinen Geist wie eine fixe Idee oder wie ein einziger lang gehaltener Ton, der wohl zuweilen anschwillt oder nachläßt, ihn aber festhält, verfolgt, fast bis zur Erschöpfung.

Mich rettend vor dem vernichtenden Eindruck des Dünenwalles, betrachtete ich das Haff, über dem der Wasserdunst wogte, sichtbar und fühlbar. Stetig wehte der heiße Wind über die Wasserfläche und trieb die Wellen an das Ufer, wo der Schaum in langen Streifen, gleichsam Rollen, sich nebeneinanderlegte, bis ihn zuletzt der Wind ergriff und die Flecken in das Land wehte. Die Sonne glitzerte nur leicht in dem kräuselnden Wellenspiel; wo aber, von zwei Zungen umschlossen, eine Wasserfläche unbewegt vom Winde dalag, erschien das leuchtende Sonnenbild immer blendend und plötzlich.

THOMAS MANN (1875–1955)

... Die Kurische Nehrung ist der schmale Landstreifen zwischen Memel und Königsberg, zwischen dem Kurischen Haff und der Ostsee. Das Haff hat Süßwasser, das auch durch eine kleine Verbindung mit der Ostsee bei Memel nicht beeinträchtigt wird, und birgt Süßwasserfische. Der Landstreifen ist ca. 96 km lang und so schmal, daß man ihn in 20 Minuten oder einer halben Stunde bequem vom Haff zur See überqueren kann. Er ist sandig, waldig und sumpfig. Meine Worte können Ihnen keine Vorstellung von der eigenartigen Primitivität und dem großartigen Reiz des Landes geben. Ich möchte mich hier auf Wilhelm von Humboldt berufen, der dort war, und speziell von Nidden so erfüllt war, daß er erklärte, man müsse diese Gegend gesehen haben, wie man Italien oder Spanien gesehen haben müsse.

Bei meiner Beschreibung will ich mich nun ganz einfach an die Himmelsrichtungen halten. Jede zeigt eine Sehenswürdigkeit, die die Fremden anzieht.

Wir sind im Sommer immer gern an die See gegangen, und man empfahl uns da eines Tages, die samländische Küste zu besuchen. Wir waren schon einige Wochen in Rauschen. Dies ist ein ziemlich triviales Ostseebad, wie es viele gibt, und wir sehnten uns nach etwas anderem. Man schlug uns vor, die Nehrung zu besuchen. Gut, wir fuhren also für einige Tage nach Nidden auf der Kurischen Nehrung und waren so erfüllt von der Landschaft, daß wir beschlossen, dort Hütten zu bauen, wie es in der Bibel heißt. Dies ist zwar bei uns nichts Neues, denn wir beschließen es phantasieweise fast überall, sei es bei St. Moritz oder Assuan. Aber diesmal war es ernster. Der Eindruck war tief. Man findet einen erstaunlich südlichen Einschlag. Das Wasser des Haffs ist im Sommer bei blauem Himmel tiefblau. Es wirkt wie das Mittelmeer. Es gibt dort eine Kiefernart, Pinien ähnlich. Die weiße Küste ist schön geschwungen, man könnte glauben in Nordafrika zu sein. Wir faßten einen Hügel am Haff ins Auge und begannen mit einem Bauplatz zu kokettieren. Als wir abreisten, hatten wir uns soweit gebunden, daß wir nicht mehr zurückgekonnt hätten, selbst wenn wir gewollt hätten. Durch Vermittlung Einheimischer kam ein Pachtvertrag mit der Litauischen Forstverwaltung zustande, eine Memeler Architektenfirma wurde engagiert, und so bauten wir brieflich ein Holzhaus. Alles war furchtbar einfach, nur Holz und Schleiflack. Als der nächste Sommer kam, stand das Haus fix und fertig da. Wir kamen an und saßen auf der Veranda unseres Häuschens, als ob es schon immer so gewesen wäre.

Im Osten über dem Haff steigt morgens die Sonne auf. Das Haff ist das Hauptarbeitsgebiet der Fischersleute. Im Fischerdorf findet man an den Häusern vielfach ein besonders leuchtendes Blau, das sogenannte Niddener Blau, das für Zäune und Zierate benützt wird. Alle Häuser, auch das unsere, sind mit Stroh- und Schilfdächern gedeckt und haben am Giebel die heidnischen gekreuzten Pferdeköpfe. – Genau so machte man es bei unserem Haus. Es ist ein Holzhaus mit Schilfdach und am blauen Giebel zwei gekreuzte Pferdeköpfe. – Unten ist eine offene Veranda, dahinter liegt das Eßzimmer. Alles andere sind Schlafzimmer. Nur eines im ersten Stock ist für mich als

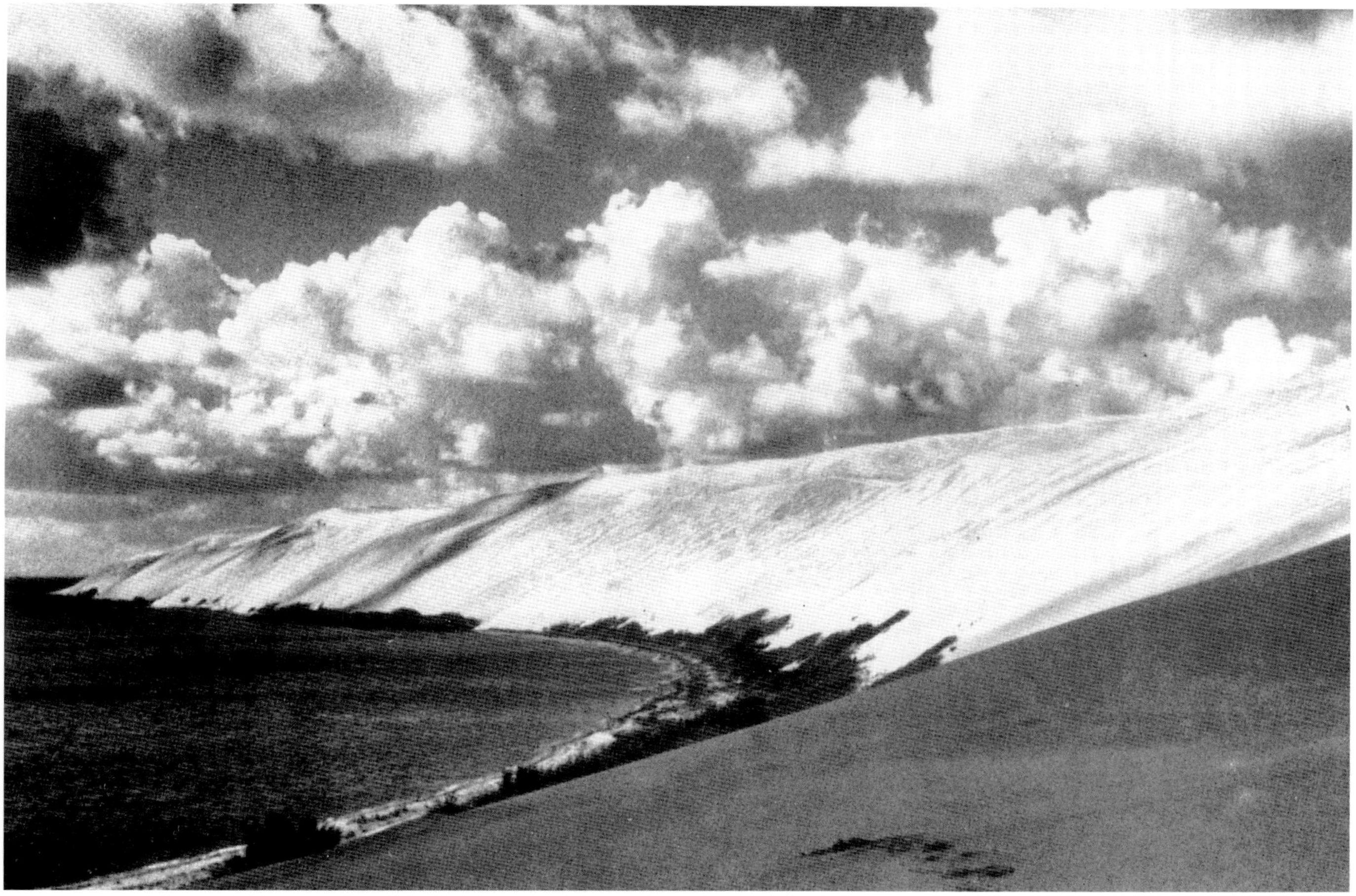

Textabb. 2
Dünen auf der Kurischen Nehrung.

Arbeitszimmer eingerichtet. Von hier habe ich einen weiten Blick über das Wasser bis zur ostpreußischen Küste, die man aber nur sehr selten sehen kann.

Wie ich schon sagte, ist das Haff das Hauptarbeitsgebiet der Fischer. Jeden Nachmittag sieht man ihre kleine Segelflottille, wenn das Wetter es nur irgend erlaubt, hinausfahren. Sie fischen nur nachts und kehren morgens zurück mit Hechten, Zandern. Schollen und Aale kommen aus der Ostsee. ...

Im Süden liegen die großen Dünen, ein wirklich sehr merkwürdiges Naturphänomen. Sie gehören zu den Hauptsehenswürdigkeiten für die Fremden und haben wohl Humboldt hauptsächlich zu seiner Äußerung veranlaßt. Sie sind eine halbe Stunde von unserem Häuschen entfernt, auf einem sehr reizvollen Weg zu erreichen vorbei an einer Bucht, die wir Portofino genannt haben. Die ungeheueren Sandwände der Düne soll man lieber nicht hinaufklettern, denn das Herz wird dabei sehr angestrengt. Kennen Sie die Dünen bei List auf Sylt? Man muß sie sich verfünffacht denken, man glaubt in der Sahara zu sein. Der Eindruck ist elementarisch und fast beklemmend, weniger wenn man sich auf den Höhen befindet und beide Meere sieht, als in den tiefen eingeschlossenen Gegenden. Alles ist weglos, nur Sand, Sand und Himmel. Immer wieder überkommt mich hier der Eindruck des Elementarischen, wie ihn sonst nur das Hochgebirge oder die Wüste hervorruft. Die Farbenpracht ist unvergleichlich, wenn der Osthimmel das Feuerwerk des westlichen widerspiegelt. Diese Farbenpracht ist unbeschreiblich. Zarteste Pastellfarben in Blau und Rosa, und der federnde Boden ist geschmückt mit den feinen Wellenlinien, die der Wind hineinzeichnet. Auch auf einer Segelbootfahrt hat man diesen unbeschreiblich schönen Eindruck.

Ich wende mich nun nach Norden. Dort ist wieder ein Attraktionspunkt. Der Elchwald. Die Niddener Elche sind sehr berühmt. Elche kommen ja in Europa kaum noch auf freier Wildbahn vor. Man fährt im Wagen hinaus zum Elchwald. ...
Allein schon diese Fahrt erhöht die Spannung. Es geht durch tiefes Wasser, man fährt über Bäume, die niedergedrückt werden und sich dann wieder aufrichten. ...
Der Anblick des ersten Tieres ist ein sehr imposanter Eindruck, in dieser eigenartigen Umgebung, die großen wilden Tiere zu sehen. Sie sind ... sehr langbeinig mit breit ausgeladenem Geweih. Auf diesen langen Beinen schreiten sie langsam dahin, ohne Furcht zu zeigen, und man hat volle Muße, dieses eigentümliche Wesen in Augenschein zu nehmen. ...

Und nun komme ich zu der Hauptsache, zum Meer, diesem Meer, das man überall hört und zu dem alle Wege hinführen und zu dem ich an jedem Tag nach meiner Arbeit hinübergehe. Viele sandige Dünenwege führen dorthin. Bevor man den windschiefen Wald am Meer erreicht, geht man auf einer Höhe ca. 50 m und hat dann schon auf halbem Wege das Meer vor Augen. Weit breitet es sich vor einem aus. Jeden Tag hat es ein anderes Gesicht. Bei Sturm ist es schwarz mit grünen Kämmen, wie im Märchen vom ›Fischer un siner Fru‹. Geht man weiter durch den windschiefen Wald, kommt man in ein bewachsenes Dünengelände und ist dann endlich am Strand, an der Ostsee, einer Ostsee, wie ich sie noch gar nicht kannte. Sie ist vollkommen offen nach Westen bis nach Schweden hinüber, und stark wie an der Nordsee ist die Brandung bei

Westwind. Die Brandung ist von eigenartiger Großartigkeit. Auch hier haben Meer und Strand einen primitiven, elementaren Charakter. Ich denke zuweilen, daß das Meer, das Hochgebirge im Schnee und die Wüste eine Kategorie von Naturerscheinungen für sich ist. Wer nicht den nötigen Respekt vor dem Meer hat, kann leicht zu Schaden kommen. Die Wellen haben selbst ganz nahe am Strand noch eine Kraft, daß man glaubt, Löwenpranken schlügen auf die Schultern. Im Sog ist schon mancher zu Schaden gekommen. Schwimmt man zu weit hinaus, so gerät man in diesen Sog, der einen immer wieder zurückzieht und gegen den alle Anstrengungen vergeblich sind....

Ich freue mich heute schon wieder auf unseren nächstjährigen Aufenthalt in Nidden. Der eigenartige Charakter dieses Landstriches hat nichts Einschmeichelndes, er ist nicht schön im konzilianten Sinne, aber er kann einem ans Herz wachsen, davon kann ich ein Lied singen und habe es heute versucht....

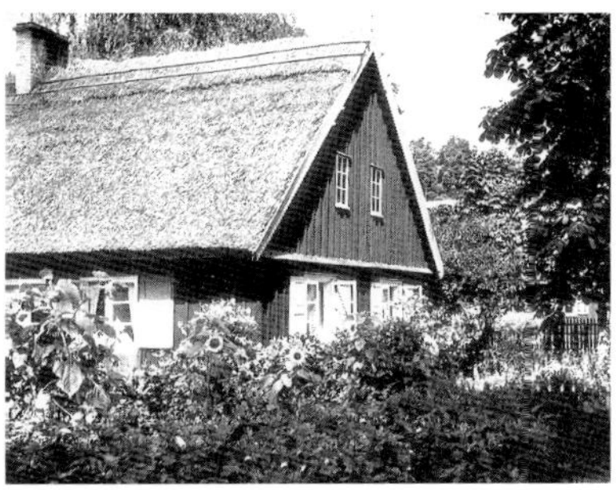

Textabb. 3
Nidden, stiller Winkel.

PAUL FECHTER (1880–1959)

...Der Zauber dieser dem Organischen zuweilen völlig entrückten Welt aus Wasser und Raum, Himmel und Wind und Sand ist dem, der nicht das Glück hatte, sie zu kennen, kaum vorstellbar zu machen. Wer nicht einmal auf dem Grat der Hohen Düne stehend, den Traumzauber dieser aus dem Bann aller sichernden Koordinaten gelösten Existenz im reinen, ordnungsfreien Raum gelebt hat, dieses Dasein zwischen dem Haff in der Tiefe und der See in der Ferne unter dem riesenhaften Himmel des Ostens, der weiß nicht, was Sein ist und wie es sich in der Umwelt eines Seinsträgers zu realisieren vermag. Louis Passarge hat versucht, diese Dünenwelt des Memellandes in großartigen Schilderungen zu beschreiben; Rudolf Borchardt hat solch ein Kapitel in seinem schönen Buch von dem Deutschen in der Landschaft wieder abgedruckt: der Zauber der grandiosen toten Raum-Öde der kurischen Nehrungswelt aber ist zuletzt nicht zu beschreiben. Die Maler zogen hin, sie zu malen, das hinreißend Elementare, unformbar Geformte im Bild zu fassen: Menschen des Ostens und Menschen des Westens, im tiefsten gefangen von dieser Umwelt aus Schweigen und ungestörtem Sein und ebenso von der Begegnung mit ihren Menschen, in denen noch die alte, großartig wilde Echtheit der Seelen lebte, die keine sogenannte Kultur und Bildung hatte verbiegen und fälschen können....

ERNST WIECHERT (1887–1950)

Das Honorar, das ich für die erste Auflage* erhielt, reichte, als es ausbezahlt wurde, gerade für einen Sommermonat auf der Kurischen Nehrung, und auch dieses war wohl kein Zufall, daß ich nach diesem Buch nicht in meinen Heimatwald ging, sondern zum ersten Mal in eine fremde Welt. Vielleicht verlangte die Seele, ohne es zu wis-

* »Der Wald«, 1922, oder »Der Totenwolf«, 1924?

sen, nach einem anderen Raum, nachdem sie den ursprünglichen in einem Paroxysmus des Fiebers und des Rausches eben erschöpft hatte. Vielleicht trachtete sie, ohne es zu wissen, nach Heilung, wie man eben Genesende aus ihrer Umgebung entfernt und in einen fremden Bezirk bringt.

Und dies war nun allerdings eine fremde Erde, so fremd, daß es ihresgleichen in Deutschland und sogar in der Welt kaum gibt. Dieser rätselhafte Streifen weißen Sandes, zu Bergen getürmt, zum Teil von Menschenhand mühsam gebändigt, zum Teil noch immer auf einer unheimlichen Wanderung begriffen, Meer und Haff voneinander scheidend, trägt auf eine ergreifende Weise die Züge der Ewigkeit und ist mehr als jede andere Form der Natur angetan, den Menschen an die Vergänglichkeit und Verlorenheit seines Lebens zu erinnern. Wenn irgendwo auf dieser Erde noch Einsamkeit ist, so ist sie hier, und es erfüllt das Herz mit einem unvergeßlichen Schauer, auf dem Grat dieser weißen Gebirge zu sitzen und den Sand lautlos neben sich in den Abgrund rieseln zu sehen, der wie ein Abgrund der Zeit ist. Oder vor sich aus dem unaufhaltsam Wandernden die braunen Reste der Särge wieder auftauchen zu sehen, die vor Jahrhunderten in eine anscheinend feste Erde gesenkt wurden, und das Feste löste sich doch auf und war ein Trug wie das meiste auf dieser Erde.

Und auch dieses gehört dazu, daß das seltsamste Tier unseres Landes hier zu Hause ist, der Elch, so zu Hause, daß alles Menschenwerk von ihm nur geduldet scheint, wie kleine Mieter geduldet werden, die in einem riesigen Hause wohnen. Und selbst der Gleichgültigste, ja der Abgestumpfteste dieser Mieter wird wohl in seinem Alltagsherzen erschauern, wenn er in der Abenddämmerung aus den niedrigen Kiefern der Düne heraustritt, und auf dem messerscharfen, in ein unwirkliches blaues Licht getauchten Grat der Düne steht die ungeheure Gestalt dieses Tieres, unbeweglich, und wendet das schwere Haupt nach Osten hin, wo die Leuchtfeuer aus der Dämmerung auftauchen, als erinnerte es sich der grauen Vergangenheit, ja als wisse es noch von der Ewigkeit, die hier war, als der Geist Gottes über den Wassern schwebte. Und niemand wird die Gebärde dieses Hauptes vergessen, wie es sich langsam, in einer nicht achtenden Majestät, dem Menschen zuwendet, ihn mit einem kalten Blick streift, als sei er ein totes Stück Holz, und wie die Erscheinung dann langsam den weißen Hang hinuntersteigt, in eine ungeheure Einsamkeit hinein, und nur die dunkle Fährte bleibt zurück, die es in den toten Hang gräbt, und sie sieht aus, als habe ein Wesen der ersten Erdentage sie schweigend zurückgelassen hinter seinem Fuß.

Hier war es wohl nun, wo man »Ewigkeit beginnen« konnte. Wo die alten Fischer noch Kurisch sprachen und vor Jahrhunderten noch die Meilerhütten im Urwald gestanden hatten. Wo man auf einer Tageswanderung nicht einen einzigen Menschen sah und die Sprache einem als ein Geschwätz erschien, nur geschaffen, um die Angst vor diesem Antlitz der Ewigkeit zu betäuben. Und bis zur Mitternacht konnte man auf der Düne sitzen und den weißen Lichtbalken zusehen, wie sie von dem Leuchtturm ausgingen, der auf dem Urbo Kalns stand, und Urbo Kalns hieß der »Bärenberg«. Wie sie gleich Flügeln einer riesigen Mühle durch die weiße Nacht fegten und das unwirkliche Licht über einen dahinglitt und hinter einem versank. Und drüben am litauischen

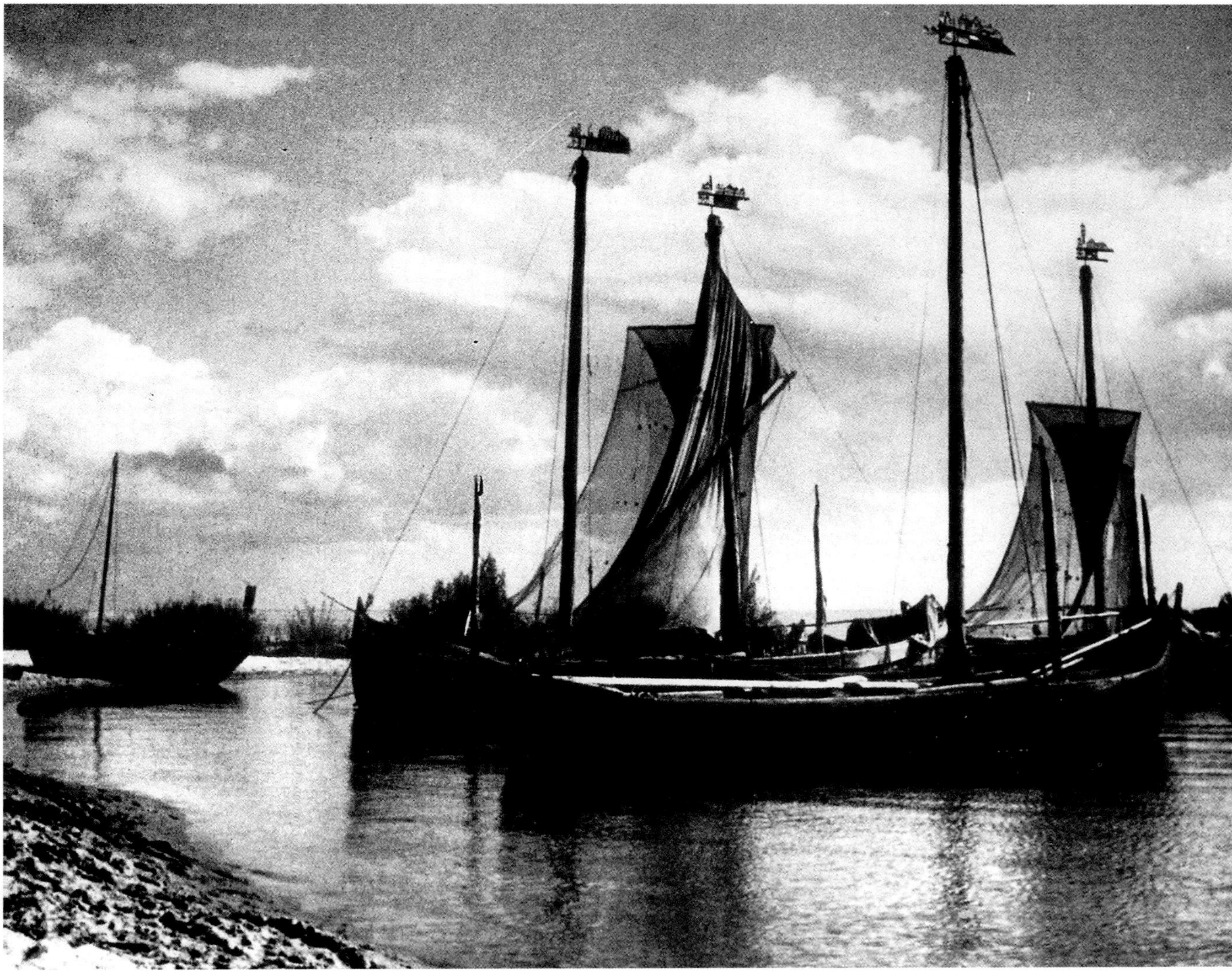

Textabb. 4
Mittagsstille am Haff.

Ufer des Haffes öffneten und schlossen sich die Augen der kleinen Leuchtfeuer, in regelmäßigen Abständen, jedes von dem andern verschieden, und aus dem ungeheuren Himmelsraum schossen die goldenen Bahnen der Sternschnuppen lautlos in die schwärzliche Tiefe, und es war, als müßte man hören können, wie sie in Haff und Meer versanken, gleich glühendem Eisen, das sich zischend in Wasser taucht.

Fünf lange Wochen, die das verstörte Herz umfingen und erfüllten, und einmal würde schon die Zeit kommen, in der es nach dem Erfüllten greifen und es aufblättern würde wie ein Buch der Ewigkeit.

Ich habe mich immer gescheut, in meinen Büchern diese Welt des Schweigens aufstehen zu lassen. Es kam mir vor, als dürfe keine Menschenhand daran rühren, wie man ein totes Antlitz nicht beschreiben sollte. Nur einmal, in der Geschichte des Mannes Joneleit, habe ich ganz behutsam versucht, diese Welt als einen Rahmen um ein menschliches Schicksal zu legen, aber der Rahmen floß unter meinen Händen mit dem Bilde zusammen und wurde selbst das Schicksal, das ich doch aus einem menschlichen Herzen hatte aufsteigen lassen wollen. Und ganz spät erst, im zweiten Bande der *Jeromin-Kinder*, habe ich noch einmal diese Welt beschworen, und der alte jüdische Arzt, der schon vom Tode gezeichnet ist, war nun wohl jemand, den ich ruhig in dieses große Schweigen hineinstellen konnte, das wie das Schweigen der Wüste war.

Ich werde es nicht wiedersehen, nachdem Menschenhände alle Grenzsteine versetzt haben, auch die der Ewigkeit, aber unter den wenigen Bildern, die ich in den letzten Kammern des Herzens bewahre, liegt auch dieses. Das Bild einer ewigen Landschaft, die an mir geformt hat, als ich längst glaubte, meine letzte Form geprägt zu haben. Ich kehrte viel stiller zurück, als ich ausgegangen war, aber es brauchte viele Jahre, ehe dieses Gewonnene wirksam und fruchtbar in mir wurde...

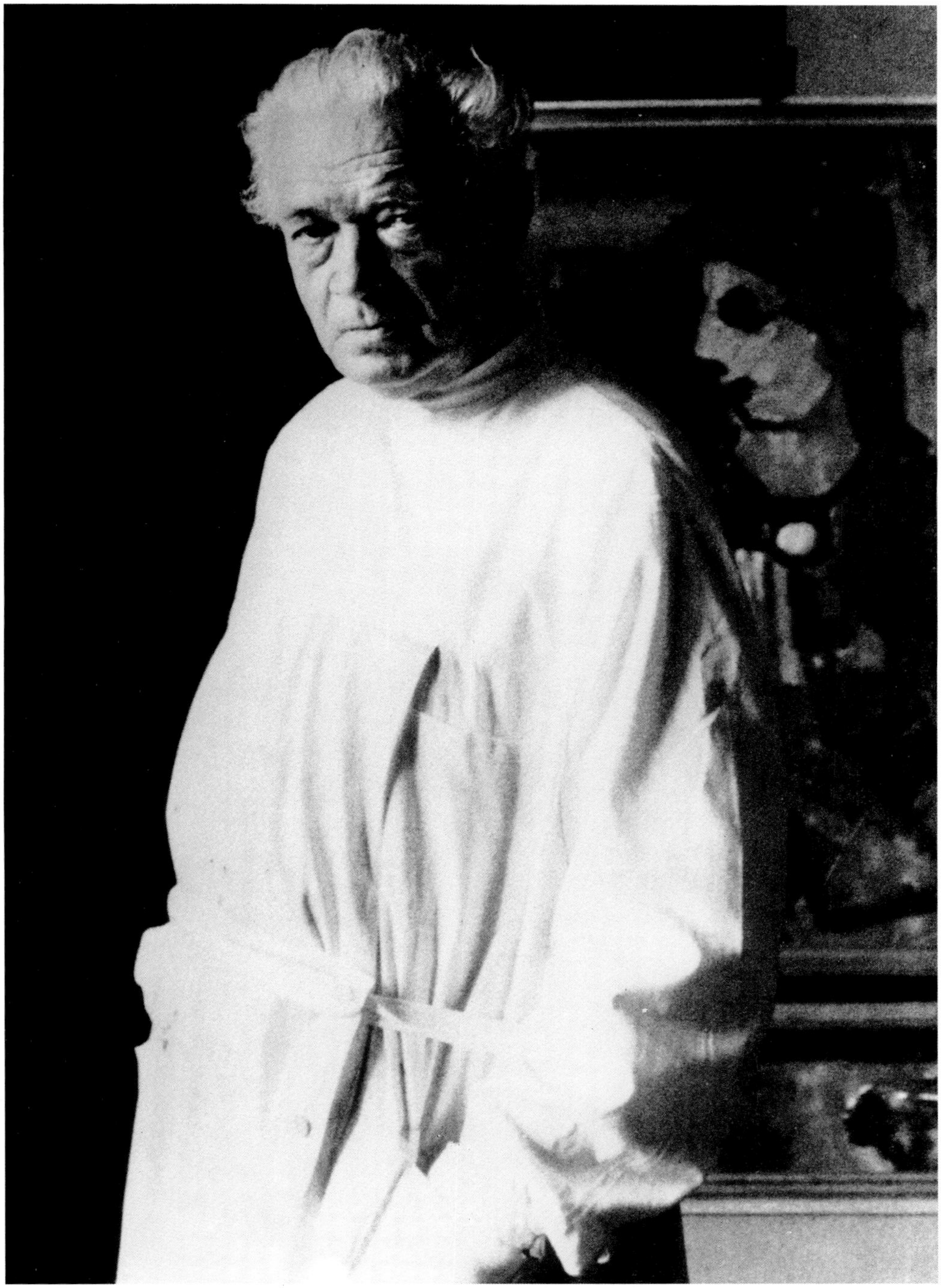

Textabb. 5
Ernst Mollenhauer, 1962

ERNST MOLLENHAUER

WUNDERLAND NIDDEN

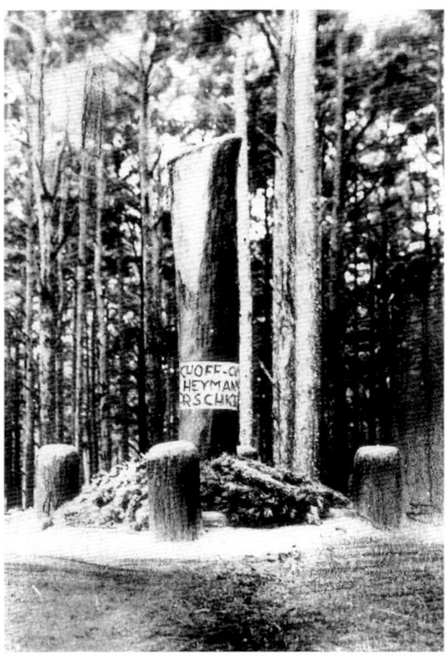

Textabb. 6
Das Künstlerdenkmal auf dem Blodeberg in Nidden.

Auf bewaldeter Düne, unweit des berühmten Künstlergasthofes Hermann Blode, war ein geteerter Eichenstamm in den Sand gegraben, den Malern Hans Beppo Borschke, Ernst Bischoff-Culm und dem Dichter Walther Heymann zu ehrendem Gedächtnis. Verzaubert von den Farben- und Naturwundern der Kurischen Nehrung hatten sie deren Lied gesungen, bis 1914 der Krieg ihnen das Ziel setzte (Textabb. 6).

Nidden, unvergeßliches Wunderland! Wenn der Herbst seine Farben ausschüttete, dann warst du ein einziges Märchen, in dem Gott, der aus weitem Himmel zusah, den Menschen verzauberte, dann war Frieden, dann war Hohezeit, ein heiliges Lied zu singen, IHM zur Ehre. Jetzt liegst du, Land, zerschlagen, blutend aus tausend Wunden, doch wie immer ziehen Stürme und Wolken über dich hin, schütteln deine gebeugten Kiefern, und die Wasser des Meeres und des Haffes nagen an deinem Kleid. »Und die Meere rauschen den Choral der Zeit, Elche stehn und lauschen in die Ewigkeit.« Wer ließe mir nicht dieses Bild der Heimat in meinem Herzen, in der ich fünfundzwanzig gesegnete Malerjahre verbrachte. Dort waren Urväterzeiten, das Bild um Not und Tod, das Bild jener Fischergestalten in ihrer menschlichen Größe und Schwäche. Wer war nicht in den Bann dieses Zaubers geschlagen, der seinen Fuß auf dieses Eiland setzte? Wilhelm von Humboldt pries dieses Wunderland mehr als Italien und Spanien, der Ibsenübersetzer Louis Passarge erlebte Nidden, und wenn die Wasser des Haffes ihm auch stinkig waren, wie Paul Fechter der Kaffee flau, so fand er in dem kleinen Gasthof Blode, der zur Keimzelle der späteren Künstlerkolonie wurde, einen gastlichen Wirt und rühmliche Atzung. Stand Worpswede um die Jahrhundertwende bereits im Blickpunkt des künstlerischen Interesses, so lag Nidden noch in seinem Dornröschenschlaf, um kurz vor dem Ersten Weltkrieg daraus zu erwachen und dann zum Sammelpunkt von Künstlern und Menschen zu werden, die ein Erleben unverfälschter Natur suchten, denen jeder Tingeltangel verhaßt war. Paul Fechter spricht von dem Barbizon der Nehrung. Es wurde nicht nur für die neuere Kunst des deutschen Ostens bedeutsam, Nidden bewirkte noch wesentlich mehr. Es war eine Malerlandschaft mit Licht und Raum und Wasser und Sonne. Und wenn zuletzt auch rohe Parteistiefel Gewohntes zertraten, das Werk der Schönheit, das Werk der Liebe Gottes konnten sie nicht zerbrechen, es war zu groß.

Lovis Corinth war schon gekommen; er malte den alten Brunnen im Blodehof. Um 1900 erschienen die Mitglieder der Königsberger Akademie. Die Professoren Heydeck, Knorr, Heichert, Wolff, Storch hüteten ihre Entdeckung Nidden; Humperdinck, Paul Scheinpflug schufen hier ihre musikalischen Kompositionen. Walther

Heymann schrieb das Hohelied der Düne, und Agnes Miegel sang ihre Ballade von den »Frauen von Nidden«. Sie gingen und kamen jahraus, jahrein, denn das Bild der Nehrung und ihrer prächtigen Fischergestalten war die Insel des Friedens. Konnte so das Geheimnis um diesen verzauberten Garten zwischen Haff und Meer auf lange Sicht gewahrt bleiben? Heinrich Wolfgang Seidel, der Dichter des köstlichen »Herrn Elk«, fühlte sich dem Osten zugehörig und läßt den Mann aus Berlin vor den Unermeßlichkeiten eines Nehrungsherbstes in die Stadt zurückfliehen. Der Künstler suchte auf der Flucht vor der Zivilisation und der ständig wachsenden materiellen Welt die ursprüngliche Form des Lebens und Daseins. Der Osten war in seiner Entwicklung langsam, bedächtig; in ihm fand man noch unverfälschte Natur. Und es ist kein Wunder, wenn große Menschen und Gestalter, denen es um die Lösung künstlerischer Probleme ging, sich dorthin verschlugen, wo die Primitivität noch Orgien feierte. Nidden wurde das Ziel.

Wenn Pechstein vor seiner Reise nach den Palauinseln von dem Zauber der Dünenwelt ergriffen war und in dem kleinen Blodeatelier in fanatischem Eifer Werke über Werke schuf, die später Alfred Lichtwark an die Haffküste lockten, dann horchten seine »Brücke«-Kollegen auf. Schmidt-Rottluff betrat die Niddener Bühne. Für den Expressionisten wurde das stille Fischerdorf ein speisender Quell. Die Jahre nach dem Weltkrieg rüttelten mächtig an der Tradition, manches künstlerische Wollen bekam von Nidden und seiner Landschaft her immensen Antrieb.

Auf der Blodeschen »Künstlerveranda«, beim Schein kleiner Petroleumlämpchen, wurden große Kunstprobleme diskutiert. Es gab viel Für und Wider, aber die Zeit nahm ihren Fortlauf, ein neues Sehnen und Denken hatte begonnen. Borschke, Bischoff-Culm und die gute Berta Schütz, der Bischoff'sche Famulus, Walther Heymann, Helberger, der von Norwegen nach Nidden kam, führten Redeschlachten, die ein Echo im Reich fanden (Textabb. 7).

Wenn alles ein bißchen verrückt erschien, es war Fortschritt. Oscar Moll führte die erste Eismaschine in Nidden ein, Fritz Behrendt sprach über Farbenkunde. Nidden auf dem Wege zur Zivilisation! Pechstein hatte Zelt und riesiges Malgerät mitgebracht. Nun, der Krieg war vorbei. Von einer Hybris konnte man nicht reden, aber neues Leben, übermütige, frohe Künstlerlaune forderten ihr Recht und fanden Verständnis bei Adolf Henkel, dem Malerfreund und weitblickenden Amtsvorsteher des Dorfes. Aus Königsberg kamen die Maler Julius Freymuth, Ed. Binholt, Gerhard T. Buchholz, Alexander Kolde, Arthur Kuhnau, Carl Fincke, Heinrich Klumbies, man war ausgelassen, man tobte. Ein »Polyphon« im kleinen »Saal« spielte zum Tanz auf; es war wie auf Honolulu. Der greise, so gemütliche Professor Heichert war fast taub und bat dennoch, da er das Pech hatte, über den Tobenden zu wohnen, höflich um Entschuldigung und verabschiedete sich, um in Königsberg einmal gut ausschlafen zu können, doch am dritten Tag war er wieder in Nidden an Ort und Stelle. Es gab einen schönen Kreis, in dessen Mittelpunkt Pechstein stand. Nidden entwickelte sich zu einer »Brücke-Filiale«. Da war Schwung, da waren Pläne und Aussichten! Ich vergesse nicht Pechsteins Ermunterung: »Jungens, nehmt man ordentlich Zinnober in den Pinsel!« Nur, als der gute Maxe am Johannisabend, von den Haffeuern kommend, ahnungslos den Saal betrat und sein Eheweib, ganz mit Goldbronze bemalt, beim indischen Feuertanz erwischte, zerbrach ihm dann doch der eigene Pinsel. Flugs ging es mit der »Kanaille« in die Badewanne, und viele Helfer mußten mit Leibeskräften die »Goldfrau« abschrubben und putzen, um ihr Leben zu erhalten. Aber dann hub das eigentliche Fest erst an. Nun, es muß gesagt werden, man verstand Feste in Nidden zu feiern. Sie dauerten bis zu sechs Tagen, bestehend aus Reden und Trinken, Rauchen und auch aus »einigem« Essen. Ist es ein Wunder, wenn ein so herrlicher Blode mit seinem köstlichen Humor und mit seiner Vitalität, die auch die des lebensfrohen Max Pechstein zu übertrumpfen vermochte, Regie zu führen wußte! Guter Hermann Blode, du warst kein Maler, kein Dichter, wohl aber ein ganzer Mensch und hattest, der du Mäzen warst, ein Künstlerherz. Ich nahm dir deine Tochter weg; das geschah in jener geräuschvollen Johannisnacht, so ganz heimlich; ich danke dir heute noch für dein Vertrauen und für dein Jawort. Ich denke an die übermütige Verlobungsfeier, auf der Pechstein brav brave Worte sagte von Künstlertreue und Kameradschaft. Wie schön und herzhaft konnte er bei schäumendem Pokal, auf den Tisch gestützt, seine Fischerlieder singen. Und vergessen kann ich es nicht, wenn er uns »junge Leute« an die Arbeit jagte, mitten heraus aus fröhlichem Pokulieren, bei dem er es so vollendet schön mittat. Daß man ihn dann im heißen Dünensand neben Staffelei und Malkasten (böse Zungen wollen behaupten, daß auch eine Flasche Branntwein dabei war) schlafend fand, während wir uns vor unserer Leinwand, in vollendeter »Seligkeit« schaukelnd, abquälten, muß auch gesagt sein. »Meine Augen sind buchstäblich voll Licht«, klagte er, wenn seine Tagesarbeit, die doch so pünktlich eingehalten wurde, am späten Nachmittag vollendet war. »Buchstäblich immer noch« und so lange, bis eine ganze Flasche des kernigen Himbeergeistes, oder eine zweite, das »Leiden« behoben hatte und der »Normalzustand« hergestellt war. Sind wir nicht nach frohem Nachtmahl, schon reichlich spät nach Sonnenaufgang, über den Brettersteig nach Purwin gewandert? Und immer blieb er stehen, so ganz farbentrunken. Trat er nicht einmal vorbei und zerdrückte seinen Tagesvorrat an Eiern und Tomaten in den Taschen seiner weißen Flanellhose? Halfen wir uns nicht gegenseitig auf die Beine? Einen erlebnisreichen Rausch konnte man nur in Nidden haben, und diesen Rausch muß sogar der liebe Gott an uns geliebt haben. Ich habe neben meinen Papieren Pechsteins Kartengruß aus dem Jahre 1946. Da steht nur geschrieben: »mit wehmütigem Gedenken an verschwundene Erlebnisse«. Nun ist er bestimmt im Malerhimmel, malt aber sicher keine abstrakten Bilder, denn er hatte immer ein Herz für den Ursprung.

Die Königsberger Künstlerschaft war aus dem Krieg zurückgekehrt. Nach freiheitlichen Wegen suchend, wollte sie den althergebrachten Zopf des Akademismus abstreifen. Die »Akademierevolte«, in die sich dann auch der in Berlin lebende Dettmann einmischte, brach in sich zusammen. Künstler sind eben doch keine konsequenten Verfechter von Freiheitsideen. Man besann sich auf eigentliche Aufgaben. Noch im Herbst 1919 wurde die erste Ausstellung nach dem Kriege in Königsberg veranstaltet. Das Bild Niddens beherrschte die Säle der Kunsthalle, es war zum Begriff geworden. Die farbenstarken Werke mit dem unverkennbaren Einschlag ins Expressionistische wirkten bestechend, galten als Revolution in der bisherigen Anschauung. Der Ruf hieß allgemein: auf nach Nidden! Franz Domscheit glorifizierte die große Einsamkeit der Nehrung in seinen religiösen Fischerbildern. Fritz Burmann, der in Königsberg lehrte, kam mit seinen Schülern, Alfred Partikel schuf die großen Dünenlandschaften. Die Danziger Malerin Lotte Bingmann-Droese brauchte als erste den Nehrungswinter, um ihr Erleben zu vertiefen, von Hans Kallmeyer, dem Maler des Elches, abgesehen, der schon als alter »Niddenbürger« galt. Der rheinische Maler Carl Knauf baute das erste Künstlerhaus auf dem »Schwiegermutterberg«, der Dresdner Maler Richard Birnstengel folgte, und der Schauspieler Paul Isenfels setzte Nidden mit seinem wunderschönen, schornsteinlosen Häuschen im Fischerstil ein Denkmal oben auf dem Blodeberg neben dem Friedhof. Aus dem Rheinland reisten Oswald Petersen, Carl Barth, aus München Hermann Geiseler heran. Aus Berlin kamen Karl Eulenstein, der urwüchsige, gebürtige Memeler, und Gory von Stryck. Die Tänzerin Palucca faßte den komischen Plan, auf der Wanderdüne ein Haus zu bauen, mitten im fliegenden Sand. Ernst Wiechert, Carl Zuckmayer, Paul Eipper, Reinhold Conrad Muschler bereisten die Nehrung. Max Mansfeld, der bekannte Berliner Sänger, und der Pianist Alfred Schroeder musizierten, Conrad Ansorge und der große Theatermann Leopold Jessner fehlten nicht in diesem Kreis.

Thomas Mann war zu einem Tagesausflug nach Nidden gefahren. Von der Blodeschen Terrasse aus – ihr wäre ein besonderes Lied zu singen – übersah er das große Haffrund mit seinen Wolkenspiegelungen, und, hingerissen von dieser Schönheit, verwarf er das für die Samlandküste vorgesehene Bauvorhaben und begann nach kurzer Verhandlung mit den Behörden noch im selben Herbst mit dem Fundament seines Hauses auf der Düne am Haff.

Allmählich befürchteten die Niddenegoisten die Invasion des »Kurfürstendamms«, kam mit ihm doch auch der erste Strandkorb in das Badeparadies! Mit dem Dichter und seiner Frau, diesen beiden prachtvollen Menschen, ergaben sich des öfteren schöne und anregende Gespräche, beide suchten in ihrem Tuskulum nur Stille und Frieden und waren weit davon entfernt, den Lärm der Stadt nach sich zu ziehen. Unvergeßliche Abende, an denen der Mond über das Haff zog und die Frösche im Schilf ihr Konzert quakten! Thomas Mann genoß immer wieder den Frieden der Landschaft und brachte stets in warm empfundenen Worten seine Freude über dieses Glück zum Ausdruck. Aber es währte nur einige Jahre. Es kam der Tag, an dem das Künstlerdenkmal auf dem Blodeberg durch den Unverstand bestiefelter Parteigenossen entfernt wurde – und man das Haus des Dichters mit Steinen bewarf. Anlaß zu diesem Tun gab die einst so ersehnte »Heimkehr ins Reich«. Eine traurige Saat war aufgegangen. Von Jahr zu Jahr zerbrach durch die Willkür rasend gewordener Machthaber auch in Nidden jene in so glücklicher Zeit gebaute Heimstatt geistiger Freiheit. Dennoch kamen sie immer wieder, jene Freunde, denen Nidden friedvolle Herberge gewährte, dank des geschickten Verhaltens des letzten Bürgermeister-Musikers Richard Trotzky. Ich denke an Günter Ramin, Paul Bildt, Bernhard Minetti, Bruno E. Werner, Wilhelm

Worringer, Chemin-Petit, Karl Pempelfort, Walter Vitsmühlen, Fritz Kudnig, Walter Scheffler, Erich Riebensahm, Isa Vermehren. Sie alle sangen und spielten und bestritten die vielen Kunstsommer im Blodehause. Und einer der treuesten Freunde der Heimat und Niddens, Paul Fechter, wußte das Bild Ostpreußens noch immer mit guten Worten lebendig zu gestalten.

Für uns alle, die wir jenes wundersame Land im Nordosten unseres Vaterlandes im Herzen tragen, gilt der Klageruf eines alten Königsberger Niddenfreundes: »Heute, wie es nun gewiß scheint, daß wir niemals mehr auf dem Schlangenberg stehen werden, niemals mehr mit unseren Augen den majestätischen Bogen der Nehrung bis zu den Türmen von Memel verfolgen werden, jetzt wo wir wissen, daß wir niemals mehr über die Pferdewiesen, weit mit Blumen besetzt, durch die Birkenhaine, das Riedgras, die Moore des Elchreviers wandern werden, nimmt die Erinnerung an die Wunder der Nehrung, an Düne, Haff und Meer sakrale Formen an. Nidden ist versunken und Orplid, das Land der Träume, steigt herauf.«

Textabb. 7
Die Künstlerecke im Haus Hermann Blode in Nidden.

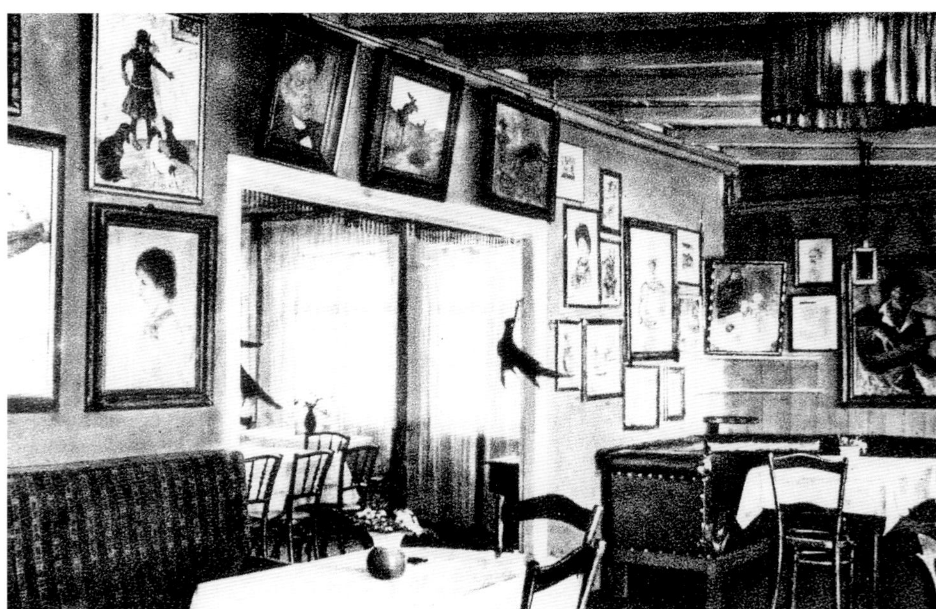

GISELA GÖTTE

Ernst Mollenhauer

L'Ame est la clef de l'Univers
Die Seele ist der Schlüssel zum Universum
Edouard Schuré, 1889

Ernst Mollenhauer teilte mit vielen anderen Künstlerpersönlichkeiten des 20. Jahrhunderts das gleiche Schicksal: Durch den 2. Weltkrieg verlor der 1892 in Tapiau in Ostpreußen geborene Maler nicht nur die Heimat, sondern darüber hinaus sein gesamtes, in der Künstlerkolonie Nidden auf der Kurischen Nehrung in 25 Jahren geschaffenes künstlerisches Werk. Als »entarteter« Künstler von den Nationalsozialisten gebrandmarkt, durften seine Bilder in keiner Ausstellung mehr gezeigt werden. 1946 baute sich Mollenhauer im Rheinland, zunächst in der Nähe von Neuss, eine neue Existenz auf; 1950 zog er nach Düsseldorf, wo er 1963 starb. Begraben jedoch ist Ernst Mollenhauer auf dem Friedhof in Keitum auf Sylt. Der Ort des Grabes, seine von ihm selbst gewählte letzte Ruhestätte, dokumentiert die Bedeutung, die diese Insellandschaft für ihn gehabt haben muß. Regelmäßig verbrachte er dort die Sommermonate. Die Identifizierung von Sylt mit der zwischen Ostsee und Haff gelegenen Landschaft ging soweit, daß sich unter seine Bildzeugnisse der Nachkriegszeit auch Erinnerungsbilder an die ostpreußische Heimat mischten. Verloren geglaubte Empfindungen, die der Künstler vergebens auf seinen Studienreisen nach Österreich, Frankreich, Holland und der Schweiz zurückzuholen suchte, wurden auf der Insel Sylt lebendig. Vielleicht war es der Kontrast zwischen der sich durch starke Brandung, durch Abbruch und Verlagerung der Sandbänke ständig umgestaltenden Westküste und dem ruhigen Wattenmeer mit seinem Marschenstreifen an der Ostküste, welcher den Künstler in besonderem Maße anzog und ihn an die vielfältige Erscheinungsweise der Welt der Kurischen Nehrung erinnerte.

Neben Darstellungen von Bildnissen und Stilleben war es vornehmlich die Landschaft mit den sie prägenden Naturereignissen, der sich Ernst Mollenhauer in seinen Bildern widmete. Er schuf fast ausnahmslos »reine« Landschaften, in denen der Mensch fehlt und nur mittelbar in den von ihm errichteten Häusern oder gebauten Booten anwesend ist. Sujet seiner Landschaftsbilder ist die von kosmischen Kräften durchwirkte Natur, nicht die geographisch getreue Ansicht einer bestimmten, von Menschen belebten Gegend: Stürzende Perspektiven und breite, aufgebrochene Konturen bilden in Mollenhauers Landschaften einen abstrakten Eigenrhythmus, der getrennte Körper verbindet und einheitliche zerlegt und damit Vorder- und Hintergrund in der Fläche zusammenzieht. Das Land scheint in Bewegung geraten zu sein, Wolkenformationen verdichten sich zu eigenständig körperhaften Gebilden, deren Ränder jedoch nicht begrenzen, sondern sich öffnen, um an der allgemeinen Erregtheit der Darstellungsgegenstände teilzuhaben. Kraftvolle Farbkeile und farbkomplementäre Kontraste gliedern das Bildfeld auf eine Weise, daß Sprengkraft und gegenständliche Ordnung zum Ausgleich kommen. Die bisweilen übersteigerte Farbgebung hebt die Schwere der Formgebung auf. Die Farben haben nur noch wenig mit Objektgebundenheit zu tun; sie sind nicht mehr durch das natürliche Licht bedingte Erscheinungsformen der Gegenstände, sondern dienen der Sichtbarmachung emotionaler Zustände. Die Sonnenscheibe, ein häufig auftretendes Motiv in den Landschaftsvisionen Mollenhauers, ist eingeschrieben in kreisende oder auch strahlenförmig verlaufende Farben, die einem Nimbus gleich den lichten Mittelpunkt umgeben. Raum und Gegenstand fluten untrennbar ineinander. Mittels der Sinnlichkeit und Leuchtkraft der Farben wird das Licht in Gestalt der Sonnenscheibe als eine übersinnliche, aus der psychischen Wirkungsmöglichkeit der Farben stammende Erscheinung erfahren. Die Sonne als lebensspendender Zentralkörper unseres Planetensystems ist in solchen Bildern lebendige Materie geworden. Der Entstofflichung des Dinghaften entspricht die Entkörperlichung des Raumes. Die in Bewegung geratenen Formen, die zugleich erregte Farben sind, drücken durch sich selbst und unmittelbar ein Erlebnis aus, das ganz aus dem seelisch-geistigen Dasein des Künstlers stammt, der Welt deutet, aber nicht abbildet. Nicht nur Bildformen und -farben deuten Welt, auch der – freilich nicht erzählende oder allegorische – Bildinhalt. Beispielsweise vermittelt Mollenhauers Gemälde »Schwarze Woge« (Abb. 17) ein Stück Weltdeutung: Die nur im Bild festgehaltene, immer wiederkehrende und nie stillstehende Gestaltveränderung der Natur, in diesem Fall des Wassers, wird anschaulich in der Woge, die aus der Tiefe der Ewigkeit zu kommen scheint. Ihr Schwarz und Dunkelgrau, der Ansturm ihrer Bewegung und die unmittelbare, fast distanzlose Nähe zum Betrachter lassen bedrohlich die Elementarmacht Natur erlebbar werden. Daß sich dahinter die Auseinandersetzung des Malers mit Gustave Courbets bekannten Variationen zum Thema »Die Welle« verbirgt, welche Cézanne so überschwenglich lobte, vermehrt noch die Sinnschichten dieses Bildes. Zugleich bedeutet die auf der Leinwand vollzogene Reduktion des Meeres auf ein einziges Phänomen, nämlich das der Welle, auch das Nachschaffen eines archaischen Naturvorgangs, der um so wirkungsmächtiger ist, als die Ebbe und Flut bestimmenden Gestirne von Sonne und Mond hier fehlen.

Die meisten der soeben genannten bildkünstlerischen Merkmale sind Vokabeln einer Bildsprache, die man gemeinhin dem Expressionismus zuordnet. Der später als die Generation der Expressionisten geborene Mollenhauer ließe sich, wenn man denn ein Etikett für diesen Einzelgänger suchen wollte, als Spätexpressionist bezeichnen. Er begann 1913, acht Jahre nach der Gründung der Künstlervereinigung »Die Brücke« in Dresden und zwei Jahre nach derjenigen des »Blauen Reiters« in München, sein Studium in Königsberg. Zweifelsohne teilte Mollenhauer mit jenen Künstlern der

»Brücke« und des »Blauen Reiters« die Ablehnung einer abflachenden Großstadtzivilisation, die mit der Hinwendung zu einer ursprünglichen, symbolträchtigen Lebenshaltung in einer elementaren Natur einherging. Realismus, Jugendstil und Impressionismus wurden als verbrauchte Darstellungsformen angesehen und verworfen; als Leit- und Vorbilder galten Cézanne, van Gogh, Gauguin, die französischen »Wilden«, die Fauves Matisse, Vlaminck, Braque, sowie der Norweger Edvard Munch. Die bildnerischen Ziele der deutschen Expressionisten lauteten ähnlich wie die der von ihnen verehrten Vorgänger: abstrahierende Ursprünglichkeit, die unmittelbar zur Seele spricht, Verwendung ungebrochener Farben, Farbe und Form als Mittel des Ausdrucks, nicht der naturalistischen Gegenstandsbeschreibung, Ablösung der impressionistischen Luftperspektive durch die Kombination unterschiedlicher Perspektiven auf Grund eines beweglichen Standpunktes, dynamische Verblockung der Form und anderes mehr.

Trotz dieser gemeinsamen Zielsetzungen mit den Malern des deutschen Expressionismus stellen Mollenhauers visionäre, obgleich aus einer ihm vertrauten Umgebung geschöpften Weltlandschaften individuelle Ausprägungen dar, die vor allem der Sichtbarmachung der »in Naturformen verkleideten Seelenzustände«, der Hervorbringung des »Geistigen in der Kunst« (Kandinsky, 1912) dienen. Aus einem, im »Rhein-Echo« vom 6. November 1948 abgedruckten Interview mit dem Maler anläßlich einer Ausstellung seiner Werke in Neuss wird ersichtlich, welchen Wert Mollenhauer auf die »Wahrhaftigkeit« seiner bildnerischen Aussagen legte. Es heißt dort: »Zwei Dinge sind meiner Sprache gegeben: Neben der Linie, der Form, ist es die Farbe. Das Zusammenwirken beider Mittel, jedes in seiner Art und Wirkung gesteigert oder gemildert, vermag meinen Innenzustand nachzuschaffen. Hinzu aber kommt, daß man ehrlich, einfach und wahr bleibt. Wo wir an der Oberfläche haften bleiben und nicht versuchen, unsere Seele mit der All-Seele zu verbinden, wo wir nichts von den Spannungen wissen, die zwischen den Dingen sind, und nichts von der Welt, die aus diesen Spannungen aufsteigt, wenn wir also nicht Teilhaber am ›Über-Oberflächenhaften‹, ich meine am Metaphysischen, sind, nützt uns alles Mühen nichts. Ohne diese Bindungen an ein Ewiges wird der Künstler nicht zu einer Aussage kommen können, die zur Wahrheit hinführt und allgemein gültig werden kann.«

Der Berichterstatter fügt noch an, daß Mollenhauer besonders die Dichtung Hamsuns, die Esoterik Schuré's und die Bibel beeindruckt haben. Diese Mitteilung legitimiert das Motto, unter welchem dieser Beitrag steht. Der Autor, der elsässische Schriftsteller Edouard Schuré (1841–1929) hat die Devise »L'Ame est la clef de l'Univers« selbst über seine vielbeachtete Publikation »Les grands Initiés« (Die großen Eingeweihten) gestellt, die die geheime Geschichte der Religionen an Hand der Persönlichkeiten von Rama, Krishna, Hermes, Moses, Orpheus, Pythagoras, Platon und Jesus nachzeichnet. Von Bedeutung ist jedoch ferner, daß auch die Pariser Künstlergemeinschaft der »Nabis« (Propheten), die Maler Bonnard, Vuillard, Denis, Roussel und andere dieses Buch Schuré's gleichsam als ihre Bibel betrachteten und aus ihm Konsequenzen für ihr bildnerisches Schaffen zogen. In Reaktion auf den Glauben an

die Allmacht der Wissenschaft und die Fortschrittsgläubigkeit fordert der Theosoph Schuré eine Versöhnung von Wissenschaft und Religion, eine neue »synthetische« Betrachtung der sichtbaren und der unsichtbaren Welt. Auf diese Forderung gründeten die Nabis auch ihre Bildauffassung, die von der Überzeugung ausging, daß es Entsprechungen zwischen Linien, Formen, Farben auf der einen Seite und unseren Seelenzuständen auf der anderen Seite gäbe, Korrespondenzen zwischen dem Sichtbaren und dem Unsichtbaren. Unter dieser Voraussetzung werden Farb-Form-Beziehungen zu Zeichen und Symbolen von Gemütszuständen und Ideen, sie übersetzen Seelenzustände und rufen solche hervor. Die Natur ist nur Anlaß und Anreiz für das Kunstwerk, das eine geistige Schöpfung ist. Die Welt der sichtbaren Erscheinung wird bei ihrer Transponierung in eine Bildwelt mit einer religiösen Qualität behaftet.
Ernst Mollenhauer steht mit seiner Kunst fraglos in dieser geistesgeschichtlichen Tradition, die auf der Ebene der Malerei mit Kandinsky zur Abstraktion führte. Seine Vorliebe für kosmische Landschaftsbilder scheint von einem Hermes Trismegistos zugeschriebenen Fragment angeregt worden zu sein, welches Schuré im dritten Buch seiner erwähnten Publikation zitiert. Es lautet: »Hört in Euch selbst hinein und schaut in die Unendlichkeit von Raum und Zeit. Dort erklingen der Gesang der Sterne, die Stimme der Zahlen, die Harmonie der Sphären. Jede Sonne ist ein Gedanke Gottes und jeder Planet eine Tonart dieses Gedankens. Was tun die Sterne, was sagen die Zahlen, was bewegen die Sphären? Verlorene oder gerettete Seelen! Sie sagen, sie singen, sie bewegen Euer Schicksal!«

GÜNTER KRÜGER

ERNST MOLLENHAUER 1892 – 1963

GEDANKEN ZU LEBEN UND WERK

»Kunst ist der verwirklichte Ausdruck
des schöpferischen Wollens.
Je stärker das Lebensgefühl im Künstler,
desto stärker ist der Ausdruck in seinen Werken.«

Diese Worte schrieb Ernst Mollenhauer für den Begleittext zu seiner zwölf Gemälde umfassenden Ausstellung in den Dudensing Galleries in New York, die im November 1923 gezeigt wurde. Sie unterstrichen die Bezeichnung »Expressionist«, die auf der Titelseite des Faltblattes seinem Namen hinzugefügt worden war. Die Kritik des Auslandskorrespondenten der damals in Berlin und Leipzig erscheinenden bedeutenden Kunstzeitschrift »Der Cicerone« betonte, daß mit Mollenhauer in New York erstmals ein deutscher Maler der Moderne gezeigt und der tiefe Ernst und strenge Wille anerkannt wurde, der hinter seinen Werken steht.

In seinem 1914 erschienenen Buch über den Expressionismus meinte Paul Fechter, daß die Natur ihre bisherige Herrscherrolle in der Kunst wieder an die menschliche Seele und damit an den Künstler abträte. Er unterschied dabei einen intensiven und einen extensiven Expressionismus. Während nach seiner Ansicht im intensiven Expressionismus das menschliche Gefühl nur den Ausdruck seiner selbst kennt und sich von allen Beziehungen zur Natur und den Formen der Umwelt löst, erkennt er, daß im extensiven Expressionismus der Künstler dem Erlebnis der Umwelt sich so weitgehend hingibt, daß er die Dinge einfühlend durchdringt und mit seinem Leben verbinden kann. »Er ist sich und der Welt gleich nahe; so vermag er den stärksten Ausdruck seiner selbst und der Dinge zu gleicher Zeit zu geben.«

25 Jahre nach seinen Worten zur New Yorker Ausstellung gab Mollenhauer dem »Rhein-Echo« im November 1948 in Kaarst bei Neuß ein Interview. Er kam darin auf seine vom Leben in Nidden auf der Kurischen Nehrung geprägten und tief veranlagten künstlerischen Beweggründe zu sprechen: »Es ist schwer, Worte über mein Werk zu finden, denn schließlich sollen meine Arbeiten allein alles aussagen. Sie sollen ein Spiegel meines Lebens sein. Gott hat uns die Seele gegeben, um zu ihrer Freude unter seinem großen Himmel zu leben. Wenn ich Gottes Schöpfungswerk bewundern will, so muß ich die Seele zum Erklingen bringen. Jedes Bild, das ich mit meiner Seele schaffe, soll zu Gottes Lob werden. Man schafft immer aus eigenem Instinkt heraus, und ich kann eigentlich nicht sagen, woher es kommt und was es ist. Bilder aber wol-

len nicht nur das Äußere wiedergeben, sondern Zustände aus unserer Not, aus unserer Freude und unserem Leid offenbaren. Das aber ist das Geistige in der Kunst. ...

Zwei Dinge sind meiner Sprache gegeben: Neben der Linie, der Form, ist es die Farbe. Das Zusammenwirken beider Mittel, jedes in seiner Art und Wirkung gesteigert oder gemildert, vermag meinen Innenzustand nachzuschaffen.«

Mit dieser Darlegung zu seinem Schaffen ergibt sich, daß Mollenhauers Kunst dem extensiven Expressionismus angehört. Seine Sprache durch Form und Farbe werden wir in ihrer Entwicklung verfolgen.

Paul Fechter, der aus der gleichen östlichen Landschaft stammte, erkannte zuerst deren Bedeutung für die deutsche Kunst, als er in der Besprechung der Ausstellung »Unvergeßbarer deutscher Osten« im Berliner Tagesspiegel vom 2. September 1953 schrieb: »Der deutsche Osten ist im Landschaftlichen der Gegenpol zu dem klassischen Bereich der Malerei des Westens. ... Der deutsche Osten, sowohl Ostpreußen als auch das schlesische Gebiet, ist das Land der reinen Farben: man könnte mit Recht Nidden, seit es schon vor 1900 von Ernst Bischoff-Culm und seinen Zeitgenossen für die Malerei entdeckt wurde, das Barbizon des Expressionismus nennen, sofern man das Bekenntnis zur reinen Farbe zu den Grundlagen des Expressionismus rechnen will. Dies Bekenntnis aber ist im deutschen Osten zugleich Bekenntnis zu der Landschaft, die dort ebenfalls aus reinen, starken, ungetrübten Farben lebt.«

In seinem Beitrag »Das Barbizon der Nehrung« im Memellandkalender von 1954 bezeichnete Fechter schließlich die Kurische Nehrung als eine Landschaft, »vor der die Maler noch einmal erleben konnten, wie die Welt da aussah, wo sich noch etwas von dem erhalten hatte, was man früher Natur zu nennen gewohnt war.«

Aus Mollenhauers Darlegungen über seine Kunst klingt aber noch etwas hindurch, das an Ernst Wiecherts Schilderung der Nehrung »Zwischen Haff und Ostsee« in der »Welt« vom 12. 7. 1949 gemahnt. Es heißt dort: »Dieser rätselhafte Streifen weißen Sandes, zu Bergen getürmt, zum Teil von Menschenhand mühsam gebändigt, zum Teil noch immer auf einer unheimlichen Wanderung begriffen, Meer und Haff voneinander scheidend, trägt auf eine ergreifende Weise die Züge der Ewigkeit und ist mehr als jede andere Form der Natur angetan, den Menschen an die Vergänglichkeit und Verlorenheit seines Lebens zu erinnern.« Die Gemeinsamkeit der Gedankenwelt von bildendem Künstler und Schriftsteller läßt sich kaum enger beweisen.

Ähnlich empfand der Architekt Erich Mendelsohn. In einem seiner Briefe an Luise Maas, seine spätere Frau, vom November 1913 heißt es: »Der Künstler hat nur der Wahrheit zu dienen. Wahrheit aber ist hier nicht identisch mit Wirklichkeit – handgreiflicher Erscheinungsform – sondern ist durch die Kraft des Künstlers ermöglichte Gestaltung der Natur«. In der holländischen Zeitschrift »Wendingen« vom Oktober 1920 beschrieb er das künstlerische Geschehen »als Symbol der menschlichen Sehnsucht, die Unendlichkeit des Kosmos durch Form endlich zu machen, Unmeßbares unserm Maßstab anzupassen«.

Alle diese Äußerungen in ihrer subjektiven Sicht waren nur möglich durch die vorhergegangene, zu ihrer Zeit umwälzende Raumvorstellung Kants, die wiederum nicht ohne die Erlösung des kosmischen Raumes aus dem jahrtausendalten ptolemäischen System durch Kopernikus zu denken ist. Kant meinte mit Raum den Anblick, in dem sich die Welt einem einzigen Menschen von einem einzigen Standort aus in einem einzigen Augenblick darstellt. Er sah also den Raum als einen subjektiven Ausschnitt der Welt. Von den Dingen als den Naturprodukten behauptete er in den »Prolegomena zu einer jeden künftigen Metaphysik« 1783: »allein von dem, was sie an sich selbst sein mögen, wissen wir nichts, sondern kennen nur ihre Erscheinungen, das heißt die Vorstellungen, die sie in uns wirken, indem sie unsere Sinne affizieren.«

Bei allen Genannten lag der Ausgangspunkt für ihr schöpferisches Gestalten im Anschauen und Erfahren der Gegebenheiten in der Natur. Kopernikus erkannte die Unendlichkeit des Kosmos, Kant verknüpfte den bestirnten Himmel über sich mit dem moralischen Gesetz in sich. Mendelsohn schließlich versuchte, jene kosmische Unendlichkeit in endliche Darstellungsformen einzubinden und Mollenhauer forderte für die Wahrheit seiner künstlerischen Aussage die Bindung an ein Ewiges. Alle diese zu so verschiedenen Zeiten lebenden und im preußischen Ostland beheimateten Menschen hatten sich, wie der ebenfalls aus diesem Raum stammende Paul Fechter in seinem Aufsatz »Raumglück des Ostens« im Westpreußenjahrbuch 1956 feststellte, die ihrem Lebensraum entsprechenden Gestaltungsformen gegeben.

Als Ernst Mollenhauer am 28. August 1892 fast genau 34 Jahre nach Lovis Corinth in der gleichen Stadt Tapiau geboren wurde, begann sich die bildende Kunst von der bisherigen Tradition technisch-naturwissenschaftlicher Sachlichkeit und Relativität zu lösen. Nur wenige Monate zuvor, am 4. April 1892, war die Münchner Secession gegründet worden. In Berlin hatte sich schon am 5. Februar die Gruppe der »Elf« gebildet und am 2. Mai 1898 die Berliner Secession. Diese wandte sich gegen die von Kaiser Wilhelm II. geförderte und durch Anton von Werner, dem Direktor der Königlich Preußischen Hochschule für bildende Künste und Vorsitzenden des Vereins Berliner Künstler, vertretene Hofkunst. Noch ein weiteres Ereignis erschütterte damals die Berliner Kunstwelt. Die am 5. November 1892 vom Verein Berliner Künstler in der Rotunde des Architektenhauses eröffnete Ausstellung von Werken Edvard Munchs rief einen solchen Widerstand hervor, daß die Mitgliederversammlung des Vereins am 12. November ihre sofortige Schließung veranlaßte. Der Bildhauer Max Kruse, damals noch ein jüngerer Vereinsangehöriger, berichtete: »Die Ausstellung... zeigte uns, daß die bildende Kunst berufen sein kann, alle Gefühle, die das Menschenherz bewegen, zum Ausdruck zu bringen. ... Die damals herrschenden Anschauungen: ›Kunst kommt von Können‹ oder ›Kunst ist Wiedergabe der Natur durch ein Temperament gesehen‹ waren vollkommen erledigt.«

Das Geburtsjahr Mollenhauers erweist sich damit als ein Jahr voller Spannungen zwischen dem wilhelminischen Historismus und der vom Naturalismus zum Impressionismus vordringenden Kunstauffassung der jungen Secessionisten. Das konnte nicht ohne Bedeutung bleiben für die Entwicklung Mollenhauers. Dabei spielte sicher sein späterer Lehrer Ludwig Dettmann eine Rolle. Dieser gehörte ab 1. Oktober 1892 der amtierenden Ausstellungskommission des Vereins Berliner Künstler an, war also mit dem Geschehen um die Munch-Ausstellung direkt befaßt und konnte den raschen Aufstieg der Kunst des Norwegers von Berlin aus weiterverfolgen. Sofort nach seiner Berufung zum Direktor der Königsberger Kunstakademie am 9. April 1901 begann er diese im Sinne der Secessionen in Richtung auf den Impressionismus hin, den er selbst an der Quelle in Paris studiert hatte, zu reformieren. Es galt Landschaft nach der Natur zu malen. So zog die Landschaftsklasse mit ihrem ebenfalls 1901 eingestellten Lehrer Olof Jernberg an die samländische Steilküste, wo 1913 auch Ernst Mollenhauer die ersten Akademieferien verbrachte. Die Dettmann-Schüler gingen nach Nidden auf die Kurische Nehrung, das Mollenhauer, der der Malklasse von Richard Pfeiffer, dem früheren Mitarbeiter der Münchner »Jugend«, angehörte, bereits kannte. Der Erste Weltkrieg unterbrach sein erst im Jahr zuvor begonnenes Studium und führte den jungen Leutnant als Kompanieführer zu den verschiedensten Kriegsschauplätzen. Als er und die anderen jungen Königsberger Kunststudenten heimkehrten, fanden sie eine völlig neue Situation vor. Dettmann, der als Kriegsmaler mit ins Feld gezogen war, hatte sich 1916 in Berlin angesiedelt und sein Nachfolger, Graf Brühl, war den Nachkriegsverhältnissen nicht gewachsen. Er trat zurück, nachdem am 20. Januar 1919 eine Vollversammlung der Lehrer und Schüler eine Neukonstituierung der Akademie verlangte, die vom preußischen Kultusministerium abgelehnt wurde. Am 5. Mai 1919 hatte der Rat geistiger Arbeiter Königsbergs für die Kunstakademie unter Mitwirkung der Professoren und Studenten eine Notverfassung ausgearbeitet. Vorschläge dazu hatte Professor Pfeiffer zusammen mit einem Aufsatz »Demokratisierung der Akademien« in der Zeitschrift »Werkstatt der Kunst« veröffentlicht. Auch diese lehnte das Ministerium ab mit dem Bemerken, über die Stellenbesetzungen selbst zu entscheiden. Es wäre jedoch bereit, Vorschläge dazu seitens des Lehrerkollegiums und des Schüler-Ausschusses entgegenzunehmen. Vorsitzender des Studierenden-Ausschusses war Ernst Mollenhauer. Bereits im März 1919 hatte er in dieser Eigenschaft gelegentlich einer Gedenkfeier für die Gefallenen eine Ausstellung der Heimkehrer in den Räumen der Akademie eröffnet. Sie alle gehörten der von Alexander Kolde gegründeten Vereinigung »Der Ring« an, zu deren Gründern auch Mollenhauer zählte. Was diese jungen Leute bewegte, drückte Alexander Kolde aus: »Es galt schon damals um die Jahrhundertwende im Osten als Grundsatz, wer Geltung als Künstler … erreichen und so zur Bedeutung kommen wollte, mußte nach den großen Kunstzentren im Reich abwandern, nach Berlin, München, Frankfurt a. M., jedoch nicht etwa in Königsberg, Danzig, oder in einer anderen Stadt der östlichen Provinzen bleiben. … Was Berlin, die Mitte des Reiches, und der Westen dem Osten voraus hatte, das war die weltweite Öffentlichkeit, die international anerkannte Presse, die großen Kunstzeitschriften und die bedeutenden mannigfaltigen Kunstausstellungen in unmittelbarer Nähe.« Kolde schilderte damit Erfahrungen, die er während seiner Studien an der Berliner Akademie, in München bei Angelo Jank, in Königsberg bei Heinrich Wolff und Richard Pfeiffer, schließlich noch bei Lovis Corinth in Berlin vor dem Krieg 1914 gemacht hatte. Im März/April-Heft 1920 der Zeitschrift »Grenzland« steht im »Königsberger Bildkunst-Bericht« zu lesen: »… neuerdings hat die Künstlervereinigung »Der

Ring« den Expressionismus auf ihre Fahne geschrieben. ... Von den Veranstaltungen des Winters 1919/20 sind vor allem die Ausstellung des wirtschaftlichen Verbandes in der Kunsthalle bemerkenswert gewesen. Hier treten zum ersten Male die Mitglieder des »Rings«, die Expressionisten, geschlossen in die Erscheinung, nachdem kurze Zeit vorher die von ihren Mitgliedern begründete Zeitschrift »Spuren« ihr Kommen angekündigt hatte. Die markantesten Erscheinungen dieser Künster-Vereinigung sind Alexander Kolde und Walter Koschnitzki, von denen der erste sich besonders als Kolorist, der letztere als Graphiker hervortut. ... Sonst bot die Ausstellung gute Arbeiten von Julius Freymuth, Mollenhauer, Bischoff und viele Meister, deren Heimatliebe und Freude an der schönen Welt sich in zahlreichen Ölgemälden, Aquarellen und Zeichnungen niedergeschlagen hat.« Ein Jahr später, in der Zeitschrift »Ararat« des Münchner Goltz-Verlages, meint Karl Lemke in der Gruppe die geistigen Führer unter den Königsberger Künstlern zu erkennen und ordnet Ostpreußen als einen nicht unwesentlichen Faktor in das Kunstleben Europas ein.

Das war schon eine erstaunliche Feststellung. Was der Berichterstatter aber noch nicht sah, war, daß sich zwischen Kolde und Mollenhauer, also zwischen dem Vertrauensmann der aus dem Felde Heimgekehrten und dem Vorsitzenden des Studierenden-Ausschusses ein freundschaftliches Verhältnis entwickelt zu haben schien, das zumindest bei Mollenhauer alle Zeiten und Schwierigkeiten innerhalb des späteren Kunstbetriebes überdauerte. Dafür sprechen seine eingangs zitierten Worte aus dem Interview von 1948 im Vergleich zu Koldes Sätzen aus einer Niederschrift über »Das Ewige in der Kunst«: »Auch das Gefühl für das Ewige muß man in sich tragen, um es zu erkennen. So können Kunstwerke von Menschenhand geschaffen, Symbole der Ewigkeit darstellen.« Das also waren die Grundlagen der beiden geistigen Führer der jungen Königsberger Künstlerschaft. Während Kolde sich weiterhin um die Vereinigung kümmerte, mühte sich Mollenhauer um die Erneuerung der Akademie.

Über die im »Grenzland« beschriebene Ausstellung des »Ring« berichtete auch Mollenhauer. Er schrieb: »Das Bild Niddens beherrschte die Säle der Kunsthalle, es war zum Begriff geworden. Die farbenstarken Werke mit dem unverkennbaren Einschlag ins Expressionistische wirkten bestechend, galten als Revolution in der bisherigen Anschauung. Der Ruf hieß allgemein: ›Auf nach Nidden!‹.«

Den Grund dafür hatte schon 1914 die in der Kunsthalle am Wrangelturm durch Walther Heymann eröffnete große Ausstellung »Die Kurische Nehrung in der Kunst« gelegt. In Nidden wirkte 1919 und 1920 Max Pechstein während der Sommermonate auf die jungen Ostpreußen. Sein Elan trug mit dazu bei, daß sich in Königsberg das vollzog, was in Berlin unter seiner Initiative mit der Gründung der Neuen Secession 1910 begonnen hatte.

Mittelpunkt der Zusammenkünfte und Kunstdebatten war der Gasthof »Hermann Blode«, in dem Mollenhauer ein- und ausging, war er doch mit der Tochter des Hauses verlobt. Er berichtete darüber: »Guter Hermann Blode, du warst kein Maler, wohl aber ein ganzer Mensch und hattest, der du Mäzen warst, ein Künstlerherz. Ich nahm dir deine Tochter weg; das geschah in jener geräuschvollen Johannisnacht, so ganz heimlich; ich danke dir noch heute für dein Vertrauen und für dein Jawort. Ich denke an die übermütige Verlobungsfeier, auf der Pechstein brav brave Worte sagte von Künstlertreue und -kameradschaft. Wie schön und herzhaft konnte er bei schäumendem Pokal, auf den Tisch gestützt, seine Fischerlieder singen! Und vergessen kann ich es nicht, wenn er uns ›junge Leute‹ an die Arbeit jagte, mitten heraus aus fröhlichem Pokulieren, bei dem er so vollendet schön mittat.« Im April 1920 heirateten Hedwig Blode und Ernst Mollenhauer.

Bei solchem freundschaftlichen Verhältnis zu Pechstein war es naheliegend, daß Mollenhauer in seiner Eigenschaft als Vorsitzender des Studierenden-Ausschusses diesen befragte, ob er nicht als Lehrer an die Königsberger Kunstakademie kommen wolle. Pechstein lehnte jedoch ab. So kam es zu dem nächsten Vorschlag, Arthur Degner, einen Schüler Dettmanns, zu berufen. Welche Rolle Mollenhauer dabei spielte, läßt der Brief erahnen, den er am 5. 12. 1919 an seine Braut mit Jubel richtete: »Hurrah, heute wiedermal ein Sieg auf der ganzen Linie. ... Also Degner kommt im Januar an unsere Akademie, als Lehrer bestimmt, wenn nicht als Direktor. ... Das bedeutet für mich nach allen Bemühungen in unserem Verfassungskampf ein besonderes Verdienst und damit hätte ich vor allem den letzten Trumpf gegen Wolff und die anderen Brüder ausgespielt.« Gemeint waren der als vielseitiger Graphiker seit 1902 an der Königsberger Akademie als Professor tätige Heinrich Wolff und seine Kollegen. In dem Brief heißt es dann weiter: »Wenn der ganze Kampf seiner Zeit auf beiden Seiten auch nur in Vielem des Prinzips wegen geführt wurde, so kann ich doch jetzt mein Amt im Ausschuß ganz beruhigt niederlegen. Denn ich möchte die Akademie aufgeben und von dannen ziehen.«

Immerhin blieb Mollenhauer noch bis 1922 als Meisterschüler von Arthur Degner an der Akademie. Seine wesentlichsten Eindrücke aber vermittelten ihm die Gemeinsamkeit mit den Anschauungen und Zielen der Freunde des »Ring«, vor allem aber das Naturerleben auf der Kurischen Nehrung und das Zusammenleben mit ihren Menschen. »Ich sehe alle jene Fischergestalten, werkend wie in der Apostelgeschichte, Apostel selbst in ihrer Arbeit, hintretend in dem kleinen Kirchlein auf der Dünenhöhe vor den Tisch des Herrn. In Urväterzeiten kann dieses Bild nicht anders gewesen sein, das Bild um Not und Tod, um Geburt und Hexerei, das Bild dieser Gestalten in menschlicher Schwäche und Größe. Dieser Menschenschlag war gediegen und zuverlässig, urwüchsig. ... Wen zufällig der Weg auf die Kurische Nehrung führte, nach Nidden, war in den Bann dieses Zaubers geschlagen.«

Leider sind nur wenige Arbeiten aus dieser frühen Zeit erhalten geblieben. Aber diejenigen, die wir kennen, bestätigen den hier aus Äußerungen und Dokumenten aufgezeigten Werdegang Mollenhauers, der schon in dieser Entwicklungsphase zu einer eigenständigen Persönlichkeit herangereift war.

In dem Gemälde »Häuser im Herbst« von 1919 (Abb. 2) wird die Kraft des jungen Künstlers offenbar. Ihre Frische geht bereits über das hinaus, was er von seinen Lehrern erfahren hatte. Es handelt sich um die erste erhaltene Darstellung des Hauses

Blode in Nidden. Die von einem Lichtkranz umgebene Sonne deutet schon auf künftige Gestaltungen des Gestirns mit seinen Lichtwirkungen hin.

Weiterhin fallen an diesem Bild die rasanten Pinselstriche des Erdbodens auf. Sie bilden einen Gegensatz zu den Farbflächen der Hauswände. Noch baut diese Malerei auf dem erlernten Impressionismus auf, doch überschreitet sie ihn durch die nur andeutende Zeichnung und die die Wirklichkeit übertreffende Farbe. Die Bäume am Haffufer geleiten den Blick diagonal in den Bildraum, dessen Tiefe durch den quergelagerten Bau des Haupthauses verdeckt wird. Die sich hart vom Himmel abhebenden Dachformen trennen die irdische Welt deutlich von der Weite des Kosmos. So zeigt bereits dieses Bild einen wichtigen Schritt innerhalb der künstlerischen Entwicklung Mollenhauers mit dem Ziel, über den Naturausschnitt hinaus zur Darstellung der Einheit von Schöpfung und Mensch zu gelangen. Darin überragte er die Freunde aus der Vereinigung »Der Ring«. Lediglich Kolde bewies zu jener Zeit in seinen lithographierten Mappenwerken »Und der Cherub steht vor Gott« und »Wandernder Christus« eine Auseinandersetzung mit der Religion.

Von zahlreichen Holzschnitten Mollenhauers blieb nur einer aus dem Jahr 1919 erhalten, die »Kurenkähne im Hafen von Nidden«. (Abb. 1) Die Kähne liegen beiderseits der in leichtem Bogen zum Ufer führenden Mole. Wieder wird der Tiefenzug durch den Hintergrund der Dünenlandschaft abgebrochen. Der Horizont wird von den Masten der Kähne und dem Leuchtturm überschnitten. Damit stellt sich die gleiche Wirkung ein, die wir schon bei den »Häusern im Herbst« beobachten konnten. Während in den Holzschnitten der Freunde aus dem »Ring«, Gerhard Buchholz, Walter Koschnitzki, Charles Girod und Siegfried Sebba, die technische Seite und vor allem die Form bestimmend waren, zeigt Mollenhauer bei der Wiedergabe des Gesteins der Mole, der wellig angedeuteten Wasserfläche, der Licht- und Schattenseiten der Boote und durch die Anwendung von Schwarz- und Weißschnitt nebeneinander, daß auch mit den Mitteln des Holzschnittes Farbigkeit erzielt werden kann. Sehr ähnlich benutzt er auch später solche Zwischentöne bei seinen Grafit-Zeichnungen für einen malerisch-farbigen Eindruck.

Das um 1921 entstandene Gemälde »Rettungshaus in den Vordünen« (Abb. 3) wirkt auf den ersten Blick völlig anders und neuartig. Die sanften Schwünge der Dünen, die in weitem Bogen um die Sonne kreisenden Wolkenzüge, die Senkrechten des Hausmassivs und die in den Himmel ragenden Kiefern muten einerseits jugendstilhaft an, erinnern aber auch an die bewußten Trennungen von Erde und Himmel in den schon betrachteten Arbeiten. Neu ist die in langen Flächenzügen aufgetragene Farbe. Zwei Erlebnisse dürften hier ihre eigenständige Verarbeitung erfahren haben. Von Max Pechstein gab es ebenfalls eine Darstellung des Rettungshauses mit dem Blick über die Dünen zum Meer, jedoch ohne die umgebenden Kiefern. Ähnlich sind allein die flächig gemalten Dünenzüge und die einzelnen hervorgehobenen Wolken. Grundsätzlich anders ist die Farbe.

Im April 1921 fand in Berlin bei Paul Cassirer eine große Munch-Ausstellung mit 89 Gemälden und Graphik statt. Ob dort eine der mehrfachen Fassungen in Öl oder

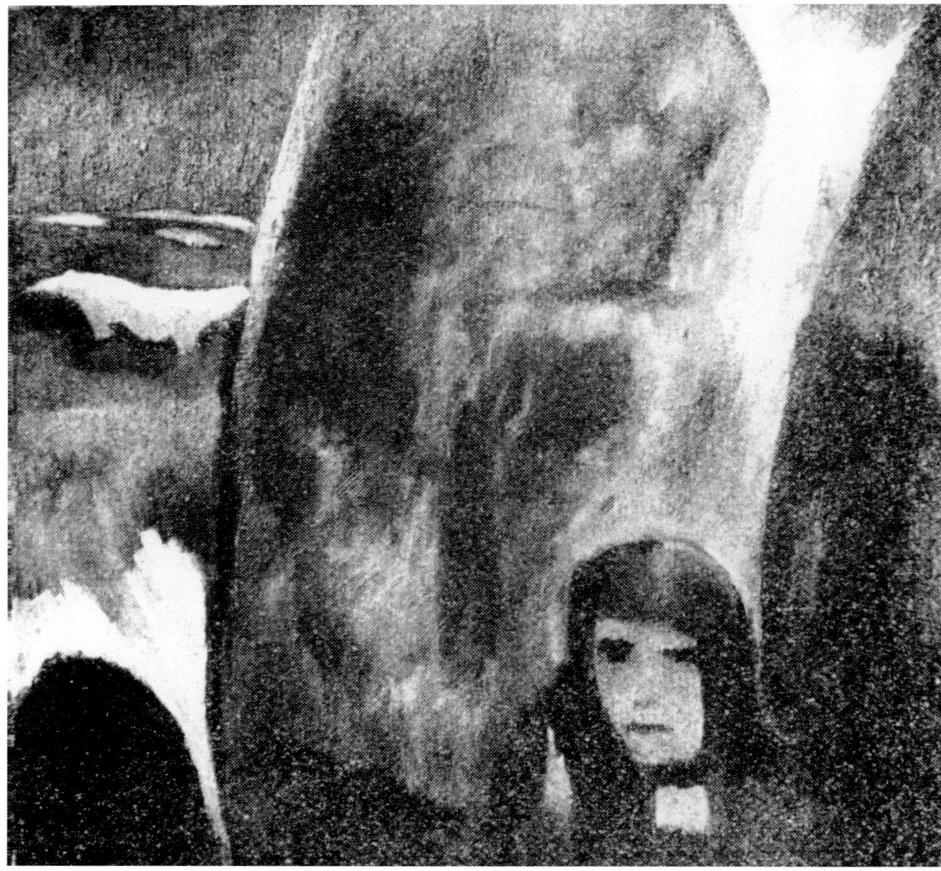

Textabb. 8
The Saga of the Sea, 1922/23

farbiger Kreide des »Schrei« oder der »Verzweiflung« gezeigt wurde – eines ist sicher: Munchs Arbeiten haben Mollenhauer tief beeindruckt. Er dürfte ähnlich empfunden haben wie Stanislaw Przybyszewski, der in seinem Buch »Das Werk des Edvard Munch« 1894 vom reinen, nackten Individualitätsempfinden sprach: »Seine Landschaft ist das absolute Correlat zu dem nackten Empfinden; jede Vibration der in höchster Schmerzensekstase bloßgelegten Nerven setzt sich in eine entsprechende Farbenempfindung um.« Genau das entsprach dem Wesen Mollenhauers. Und dennoch gibt es einen wesentlichen Unterschied. Er benötigt nicht wie Munch einen Menschen mit seinen Ausdrucksgebärden zur Darstellung seiner Gefühlswelt. Ihm genügen die Natur und die Farben. Beides bot ihm in urwüchsiger Reinheit das Leben auf der Nehrung.

Aus all' diesen möglichen Anregungen ist das »Rettungshaus in den Vordünen« zu einem echten Mollenhauer geworden. Es ist ein Symbol des Lebens, verkündet durch die strahlend untergehende und doch immer wiederkehrende Sonne.

Das Bild »The saga of the sea« (Textabb. 8) läßt nochmals sowohl an Munch als auch an Pechstein denken, der 1920 in der »Meereserzählung« darstellte, wie die Großmutter dem Enkel vom Schicksal des Vaters mit der tobenden See im Hintergrund berichtet. Mit dem schicksalsträchtigen Antlitz der Frau vor der steil in das wütende Meer abfallenden Felswand greift Mollenhauer die Schilderung der seelischen Emotion eines anderen Menschen auf, einer Emotion, die ihn selbst miterfaßt hat. Bedauerlicherweise kennen wir nicht die farbige Umsetzung des entweder in den USA verbliebenen oder auf der Nehrung verschollenen Bildes. Anzunehmen ist aber, daß blaue, grüne und graue Töne die Hauptrolle spielten, die in späteren Bildern wie die »Schwarze Woge« von 1954 (Abb. 17) wieder auftreten.

Wenn auch die von Naturstimmungen getragenen Landschaften im Vordergrund von Mollenhauers Schaffen stehen, so gibt es doch einige Bildnisse und zahlreiche Stilleben von seiner Hand. Von seltener Einfachheit ist das 1945 verlorene »Bildnis« (Textabb. 9), das undatiert ist, aber nach 1920 entstanden sein dürfte. Erstaunlich ist der in die Ferne gerichtete Blick der dargestellten Person. Fast möchte man dieses Werk mit Lovis Corinths Porträt des Grafen Keyserlingk vergleichen. Komposition und Haltung, auch der Blick ähneln einander. Doch Mollenhauers Bildnis lebt im wesentlichen durch die klaren Konturen des Gesichts. Während bei Corinth der Dargestellte Schatten auf einer hellen Wand hinterläßt, hebt Mollenhauers Figur sich scharf durch einen hellen Lichtkranz von dem sonst dunkeln Grund ab. Wie er in seinen Landschaftsbildern dieser frühen Zeit Erde und Bauten vom Himmel deutlich trennt, so hier Porträt und Grund. Eines hat Mollenhauer mit dem älteren Meister gemeinsam: die eindeutige Erfassung des seelischen Ausdrucks in der Physiognomie seines Gegenübers.

Das »Stilleben mit blauer Schale« (Textabb. 10) aus der Zeit um 1922, in New Yorker Privatbesitz, ähnelt im Aufbau und der leichten Aufsicht dem allgemein von Frankreich ausgehenden Typus. Dieses Motiv beschäftigt Mollenhauer jedoch in vielfach abgewandelter Farbe und Form bis in die späten Jahre.

Aus der bisherigen Betrachtung der Frühwerke ergibt sich, daß Mollenhauer gar nicht so sehr seinen akademischen Lehrern folgte, sondern vielmehr selbstgewählten Vorbildern, die seinem Wesen entsprachen und die er für seine Ziele nutzen konnte.

Als Mollenhauer 1922 mit seiner Frau nach New York reiste, begann der Aufenthalt mit dem Fiasko, daß die vorausgeschickten Bilder bereits gestohlen waren und die einer neu erarbeiteten Ausstellung durch einen Brand verlorengingen.

Durch die Arbeit in einem Studio für projizierbare Bühnenbilder überwand Mollenhauer die wirtschaftlichen Schwierigkeiten, so daß im November 1923 die bereits erwähnte Ausstellung in den Dudensing Galleries mit Erfolg gezeigt werden konnte. Diese Tätigkeit in der Bühnenmalerei – unter anderem für die Metropolitan Opera – brachte ihm nach der Rückkehr nach Europa den Ruf Max Reinhardts an dessen Berliner Bühne ein. Doch darauf verzichtete er – die Sehnsucht nach Nidden war stärker. Beide Mollenhauers berichten darüber: »Als das Schiff, mit dem wir fuhren, in Southampton einen Tag lang unvorhergesehenen Aufenthalt hatte, mußten wir einander zur

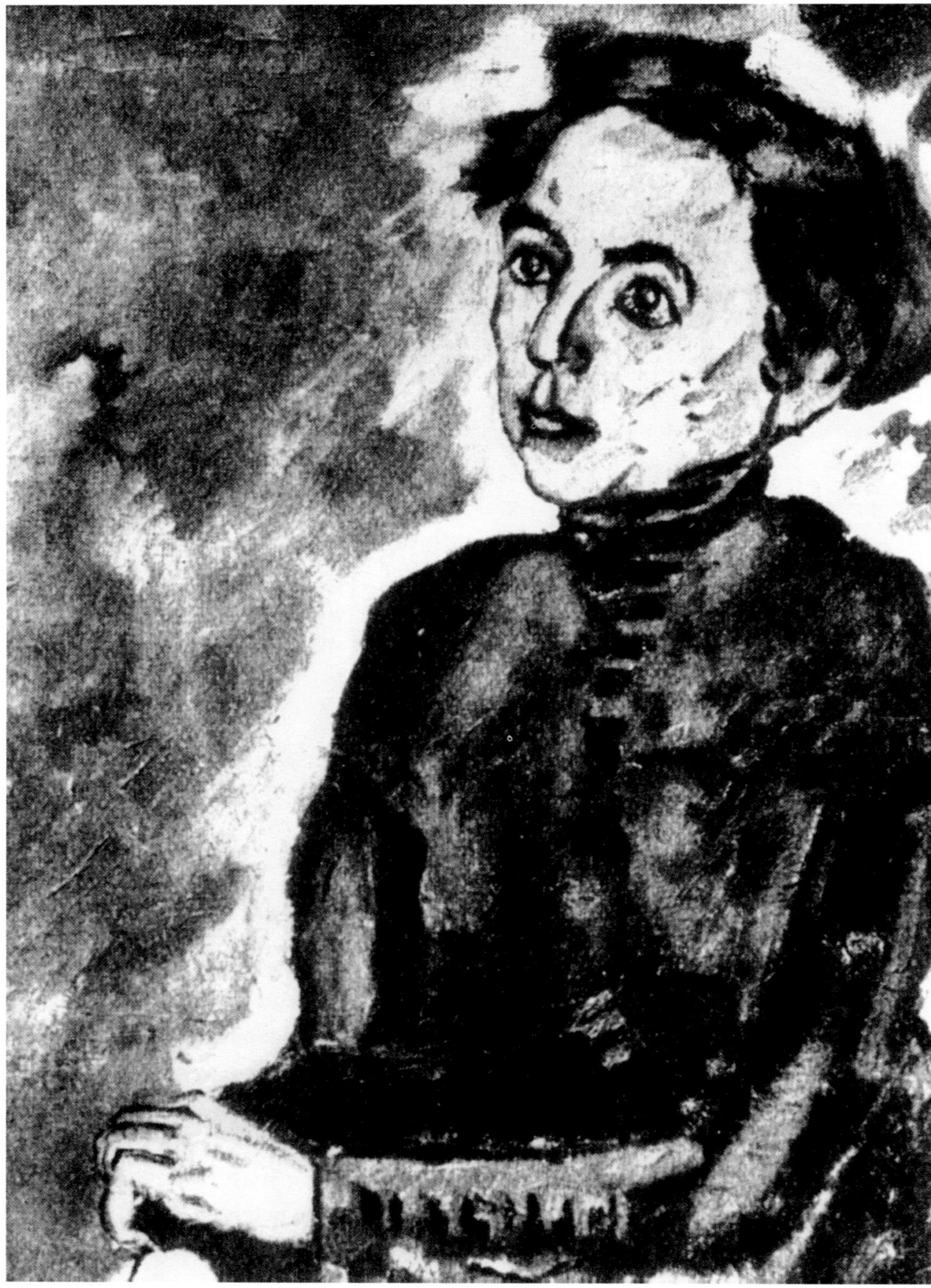

Textabb. 9
Bildnis, nach 1920

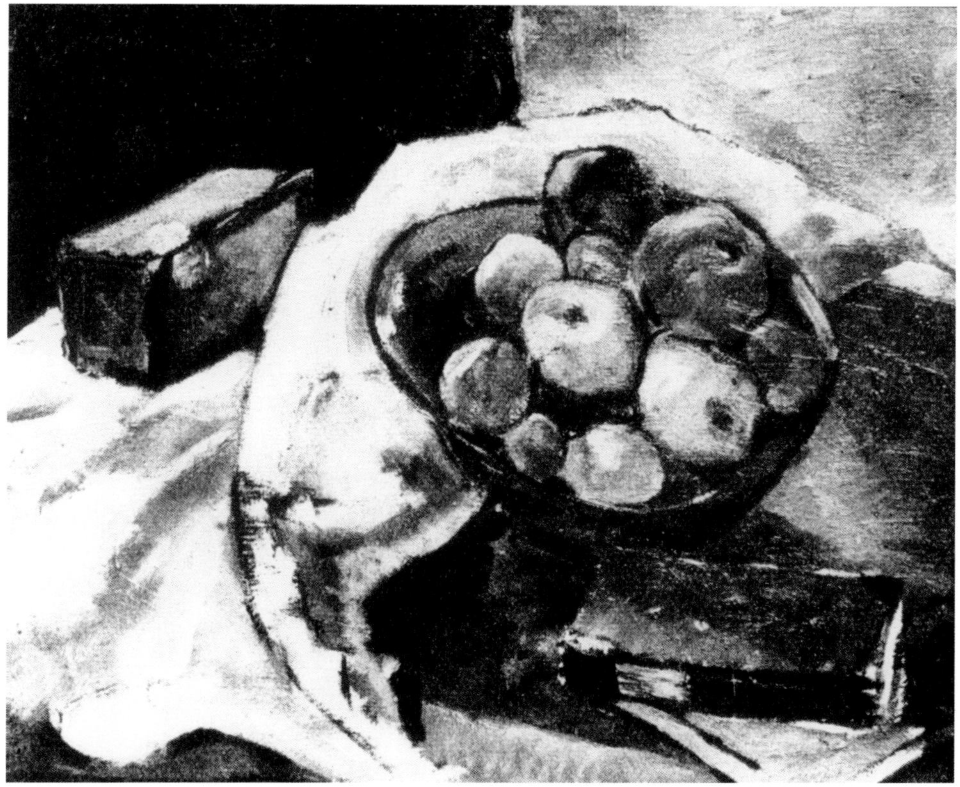

Textabb. 10
Stilleben mit blauer Schale, 1922/23

Vernunft reden. Denn wir konnten es nicht mehr erwarten und wären am liebsten über die See geschwommen, um endlich wieder in Deutschland zu sein.«

Seit der Rückkehr aus den Staaten zum Jahresende 1923 bis zum Verlust der Heimat 1945 setzte Mollenhauer alle seine Kräfte dafür ein, Nidden in seiner Ursprünglichkeit zu erhalten. Trotz der Überfremdungsversuche des nunmehr durch Litauen annektierten nördlichen Teiles der Kurischen Nehrung stellte er sich der Arbeit des von ihm mitbegründeten Trachtenvereins zur Verfügung, sorgte für den Bau des Nehrungsmuseums und setzte sich vor allem für den Naturschutz und den Erhalt des ortsgebundenen Baustiles ein. Dem Dichter Walther Heymann, den Malern Ernst Bischoff-Culm und Hans Beppo Borschke, die im Ersten Weltkrieg fielen und die zu den Ersten gehörten, die die Schönheit der Nehrung in Wort und Bild festhielten, errichtete er zum Gedächtnis auf dem Blodeberg einen geteerten Eichenstamm mit ihren Namen (Textabb. 6). Da Walther Heymann Jude war, wurde dieses Denkmal 1939 durch Nationalsozialisten zerstört, der Eichenstamm lag noch bis 1945 auf dem Blodehof.

Schon in den zwanziger Jahren bewog Ernst Mollenhauer seinen Schwiegervater, dem »Wandervogel«, der damaligen Jugendbewegung, in einem seiner Häuser am Haff eine Unterkunft einzurichten und veranlaßte später den Bau einer heute noch stehenden Jugendherberge im Dorf. Auch übernahm Mollenhauer die Verwaltung des Thomas-Mann-Hauses in Nidden, als der Dichter in die Emigration ging, und brachte dort während der Sommermonate Künstler aller Art unter, bis das Haus nach der Rückgliederung des Memellandes an das Reich für Hermann Göring beschlagnahmt wurde. Die Errichtung eines streng der Landschaft angepaßten Aussichtsturmes auf dem Angiu-Kalns (kurische Bezeichnung für Schlangenberg) ging auf Entwurf und Initiative Mollenhauers zurück, der Bau eines Kurischen Heimathauses mit Ausstellungsräumen für die im Ort malenden Künstler war bereits in seinen Grundzügen geplant, konnte aber nicht mehr durchgeführt werden.

Am meisten hat jedoch zum Aufschwung Niddens die bereits von Hermann Blode begonnene und von Mollenhauer weiter geförderte Unterstützung der Künstler beigetragen. Schon Louis Passarge hatte 1868 in seinen »Studien in Baltischen Landen« den im Jahr zuvor eröffneten kleinen Gasthof »Hermann Blode« gelobt, der zur Keimzelle der Künstlerkolonie wurde, wobei die Professoren der Königsberger Kunstakademie Johannes Heydeck, Georg Knorr und Otto Heichert den Vortrupp bildeten. Lovis Corinth malte 1890 den Brunnen auf dem Blodehof, 1893 den alten, auf einer Düne am Haff gelegenen Friedhof. Der Tiermaler Heinrich Krüger, der 1888 Ernst Bischoff-Culm nach Nidden brachte, und Eduard Anderson, der spätere Direktor des historischen Museums in Königsberg, belebten dann die Szene, die ihren Höhepunkt durch Mollenhauer in der Zeit von 1923–1945 erreichte. Wie sein Schwiegervater war er ein Förderer der Künste und Initiator des von diesem gestifteten und nach ihm benannten Stipendiums an begabte Schüler der Königsberger Kunstakademie, die in einem der zur Verfügung stehenden Ateliers einen Sommer hindurch arbeiten und wohnen konnten.

In dem kleinen Ölbild Mollenhauers »Der Sonnenwanderer« (Abb. 4) von 1925 werden der ganze Stimmungszauber und das Lichtwunder der Nehrung deutlich. Die pastos aufgetragene Farbe wird in dieser Studie gleichzeitig Träger von Licht, Form und Raum. Das gelbliche Leuchten der Sonne ergießt seinen Widerschein über den hier und da von grünlichem Pflanzenwachstum und bläulichen Schatten getönten Erdboden. Bäume und Wanderer stehen wie Silhouetten vor diesem Himmel und Erde vereinenden Lichtmeer und deuten damit in die Tiefe des Raumes, der durch die Krümmung der Straße wiederum begrenzt scheint. Das Bild erinnert an die Worte, die der Danziger Dichter Johannes Trojan im Jahr 1901 in seinen »Fahrten und Wanderungen« schrieb: »Nidden ist ein rechter Ort für Maler. Sie bringen Farbenkästen, Paletten, Pinsel, Terpentin und Leinewand mit, aber vor lauter Sehen kommen sie gar nicht zum Malen. Gütiger Himmel, was ist alles zu sehen und welche Beleuchtungen kommen vor. Wenn man den Urbo-Kalns erstiegen hat, sieht man auf der einen Seite das Haff, auf der andern die See. Mitunter sieht das Haff gelb aus, die See aber blau – oder es findet auch das Umgekehrte statt. Die Dünen aber erscheinen in allen Farben des

Regenbogens und in einigen mehr noch.« In seinem Vortrag zur Eröffnung einer Ausstellung über die Kurische Nehrung am 3. Mai 1914 in der Kunsthalle am Wrangelturm in Königsberg fragte der Dichter Walther Heymann, was ein junger Maler bei solchen Anblicken empfinden mußte, und da er malen mußte, was er sah: »... mußte die Malerei kommen, die solchen Erscheinungen und Aufgaben gewachsen war. Und weil die gekommen ist und eine ganz neue Kunstrichtung, den Expressionismus heraufführte, wird die Kurische Nehrung in der deutschen Kunstgeschichte einen Ehrenplatz haben.« Dieser gebührt vor allem Ernst Mollenhauer, der ihn sich in doppelter Hinsicht durch sein eigenes Werk und die Fürsorge für den Niddener Künstlerkreis erworben hat.

Das gilt, auch wenn sein Expressionismus in der Kritik gern mit dem Pechsteins und Schmidt-Rottluffs in Verbindung gebracht wird. Beziehungen zu Schmidt-Rottluff, der von Natur aus ein zurückgezogener Mensch war und 1913 nur einen kurzen Sommeraufenthalt in Nidden verbrachte, lehnte Mollenhauer trotz aller Verehrung von sich aus ab. Anders war das mit Pechstein. Der hatte schon bei seinem Parisaufenthalt 1907/08 bei den Fauves die Wiedergabe von Licht und Schatten durch die Komplementärfarben kennengelernt und danach seinen Brückefreunden in Dresden bei deren Berlinbesuchen weitervermittelt. Aber – und das ist entscheidend – erst das direkte Erleben der von Johannes Trojan so eindrucksvoll geschilderten Niddener Farbenwelt hatte ihm die Fähigkeit zum eigenen künstlerischen Ausdruck verliehen und den Weg zum Verlassen des van Gogh ähnlichen pastosen Pinselstrichs zugunsten von Farbflächen gewiesen. Mollenhauer begann, wie wir sahen, auch pastos zu malen, ging aber schon gegen Ende der zwanziger Jahre dazu über, Licht und Farbe durch einen mehr flächigen Farbauftrag zu verwirklichen, eine Technik, die er so weit entwikkelte, daß seine späten Ölbilder sogar auf Papier gemalt werden konnten und von nicht Eingeweihten für Aquarelle angesehen werden. Dabei spielen die Kontraste von hellen und dunklen, warmen und kalten Tönen, in den späteren Jahren zumeist von schwarzen Konturen umgeben, eine wichtige Rolle. Liegt schon darin eine sehr persönliche Gestaltungsweise, so bleibt jenen Kritikern, die sich auf die Freundschaft zwischen Pechstein und Mollenhauer berufen, ein wesentlicher Unterschied zwischen beiden Künstlern verschlossen.

Pechstein bedurfte in jedem Falle der ungezwungenen Natürlichkeit eines Menschen zur Darstellung der Einheit mit der Natur. Dazu verhalf ihm seine junge Frau. Er – und auch Schmidt-Rottluff – mußten sich erst in die Ur-Landschaft der Nehrung und ihre Menschen einleben. Mollenhauer aber war mit beiden verwachsen.

Die Natur dieses Landstriches forderte Selbsterhaltung von allen ihren Lebewesen, gleich ob Mensch, Tier oder Pflanze, um gegen die Urkräfte von Wind, Sand und Meer bestehen zu können. Auch das spiegelt sich wider in Mollenhauers Werken.

Außer den schon betrachteten Arbeiten haben sich aus der Zeit zwischen der Rückkehr aus den Vereinigten Staaten und 1945 nur wenige Zeugnisse seiner Arbeit erhalten. Fast das gesamte in Nidden geschaffene Werk wurde 1945 durch einmarschierende sowjetische Truppen zerstört. Nur noch wenige, meist durch Fotografien

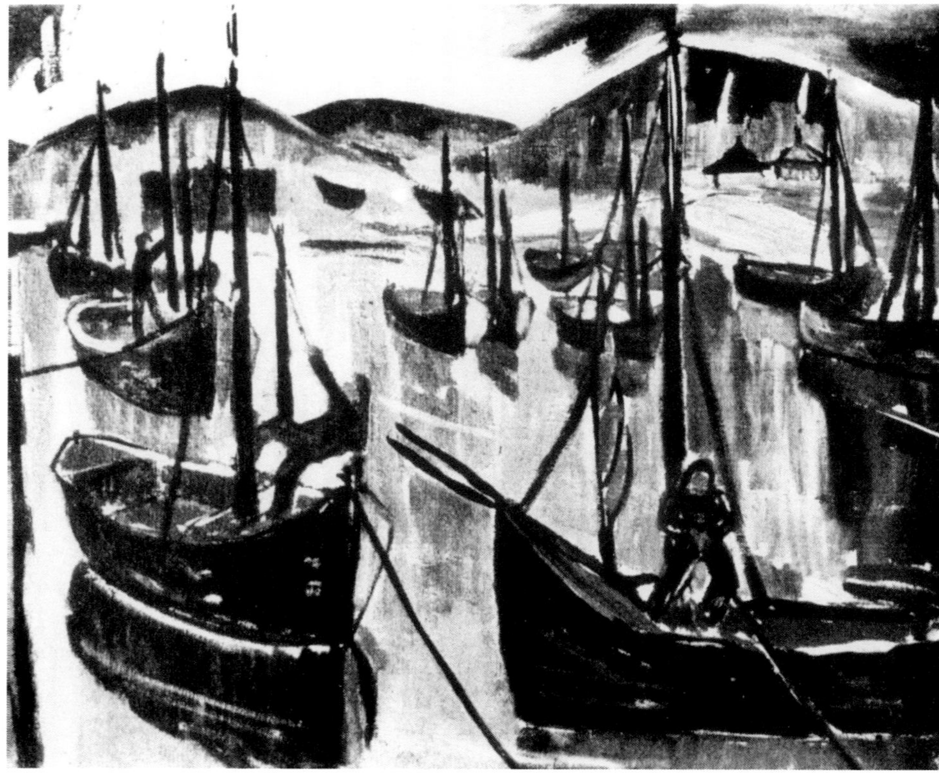

Textabb. 11
Im Hafen, 1928 (?)

bekannte Werke zeugen von klarer, selbständiger Meisterschaft. Ein »Hafen« (Textabb. 11), etwa 1928 gemalt, befand sich in Königsberger Privatbesitz und ging 1945 verloren. Die Komposition baut auf den Erfahrungen auf, die Mollenhauer in dem Holzschnitt von 1919 machte, sie ist jedoch viel freier geworden und es gibt sogar einige auf den Booten beschäftigte Menschen. Sie sind so einkomponiert, daß sie in dem Gesamtbild kaum auffallen. Überhaupt entstehen Ende der zwanziger Jahre Bilder, die sich mit der schweren und aufopferungsvollen Arbeit der Fischer und ihrer Frauen beschäftigen. Bildthemen erscheinen, die schon von den aus dem Krieg nicht heimgekehrten Künstlern Bischoff-Culm und Borschke gemalt worden waren. Dazu gehören die »Eisfischer auf dem Kurischen Haff« von 1929 (Textabb. 12), die Borschkes Bild in der Kraft des Ausdrucks weit übertreffen, so überzeugend wirkt hier die Schilderung der körperlichen Anstrengung der Männer. Wohl gestaltete Bischoff-Culm in seinem Gemälde »Heimwärts«, wie schwer die über die Düne schreitende Frau an ihrer Last auf dem Rücken trug. Mollenhauer wählte dagegen statt der Seitenansicht in seinen »Reisigträgerinnen« (Textabb. 13) einen Blick den herabkommenden Frauen entgegen. Das ermöglichte ihm, die Last des riesigen Reisigbündels vom Himmel ab-

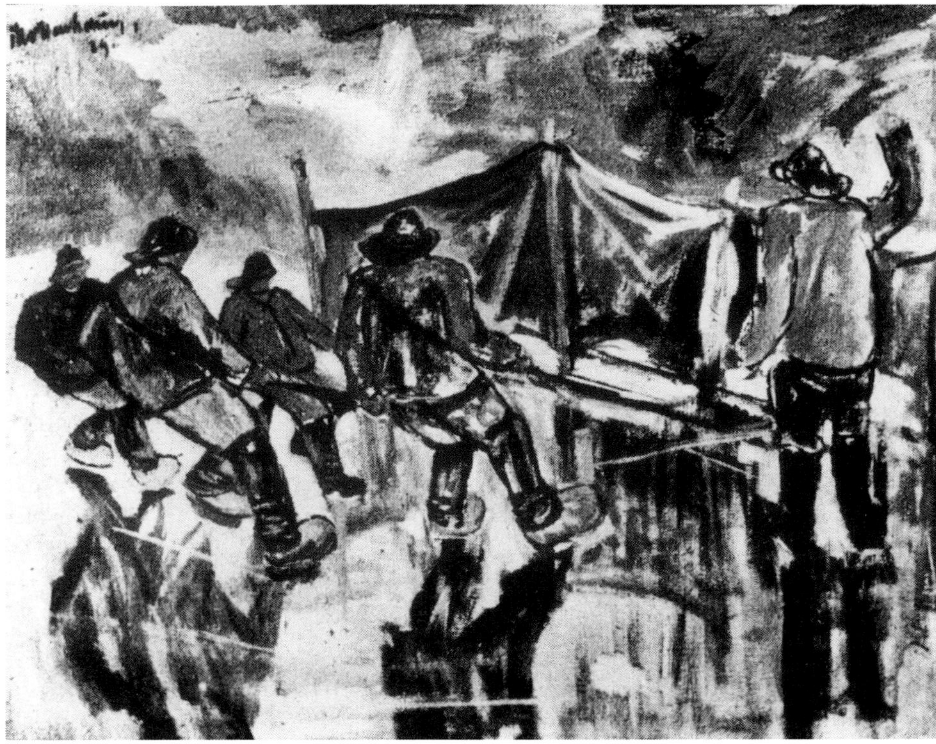

Textabb. 12
Eisfischer auf dem Kurischen Haff, 1929

zuheben und dadurch das Gewicht auf dem nach vorn gebeugten Rücken der Frauen zu verdeutlichen. Dieser schon aus der Frühzeit bekannten Gegenüberstellung des Irdischen zu der Weite des Himmels hat Mollenhauer noch eine weitere Variante hinzugefügt: Die tiefe Bindung des Menschen an die Erdscholle, aus welcher der Wald rechts herauswächst und zum Himmel hinanstrebt. Das ist wiederum typisch für seine innere Auseinandersetzung mit dem Dasein in der Natur.

Einige Zeit später muß auch Thomas Mann in den Kreis der Begegnungen einbezogen werden. In dem Aufsatz »Wunderland Nidden« berichtet Mollenhauer: »Thomas Mann war zu einem Tagesausflug nach Nidden gefahren. Von der Blodeschen Terrasse aus ... übersah er das große Haffrund mit seinen Wolkenspiegelungen, und, hingerissen von dieser Schönheit, verwarf er das für die Samlandküste vorgesehene Bauvorhaben und begann nach kurzer Verhandlung mit den Behörden noch im selben Herbst mit dem Fundament seines Hauses auf der Düne am Haff. ... Thomas Mann genoß immer wieder den Frieden der Landschaft und brachte stets in warm empfundenen Worten seine Freude über dieses Glück zum Ausdruck.« In dem Buch »Meine ungeschriebenen Memoiren« der Katia Mann steht zu lesen: »Wir hatten in Nidden

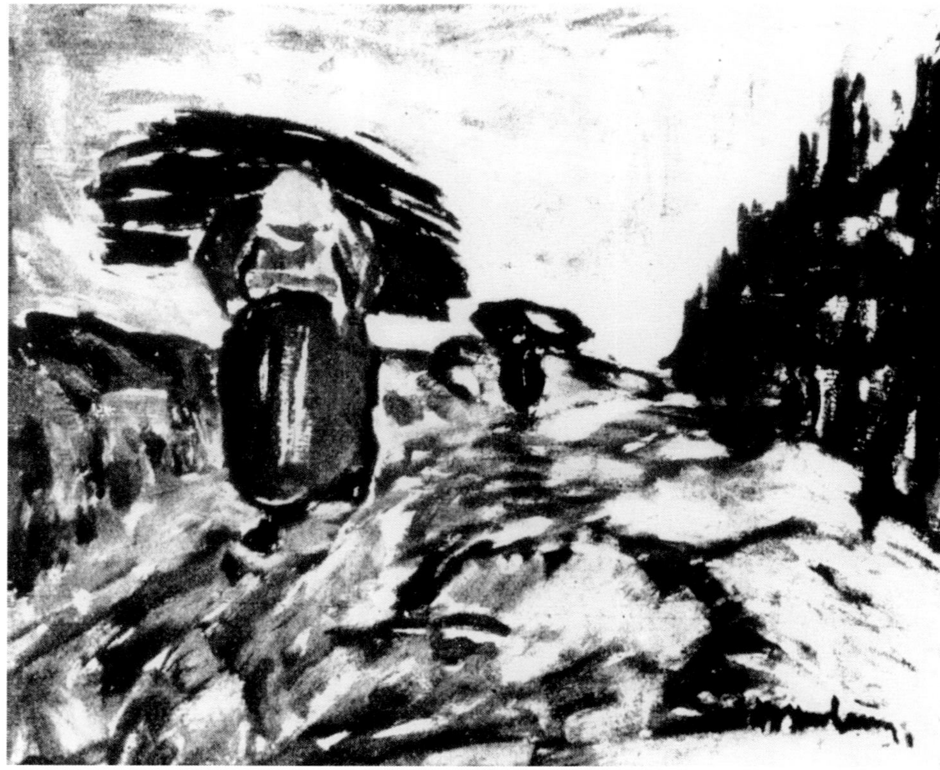

Textabb. 13
Reisigträgerinnen in den Dünen, um 1929

für kurze Zeit ein Sommerhaus. Den Sommer 32, unseren letzten Sommer, verbrachten wir dort oben am Meer. ... Unser Haus lag sehr hübsch. Es lag mit dem Blick auf das Haff, und im Rücken hatten wir den Wald. Jeden Morgen vor dem Frühstück gingen wir im Wald spazieren, und selten begegnete man wem.« Thomas Mann hatte nach den Worten seiner Frau kein sehr lebhaftes Verhältnis zur Malerei, doch »Er merkte schon, was ein gutes Bild war, und besuchte auch gern eine Galerie«. Katia aber hatte durch ihr Elternhaus in München Verbindungen zu den dortigen gesellschaftlich-künstlerischen Kreisen, zu denen Fritz August Kaulbach, Lenbach und Franz von Stuck gehörten. So ist es denn nur zu begreiflich, das ein 1929 von Mollenhauer gemaltes Bild »Fischerhäuser in Nidden« (Textabb. 14) in den Besitz der Manns gelangte. Es ging 1945 verloren. Während bei diesem Bild der Zaun des vordersten Hauses wie ein auf den Betrachter zustoßender Schiffsbug die Gesamtkomposition bestimmt, ragt bei einem zweiten Bild zum gleichen Thema aus dem Jahre 1938 (Textabb. 15) ein Kahn in die Lücke des Zaunes. Hinter den Häusern und Dünen erstrahlt dann eine Nehrungssonne, die in ihrer Leuchtkraft bereits auf Mollenhauers Malerei nach dem Verlust der Heimat weist.

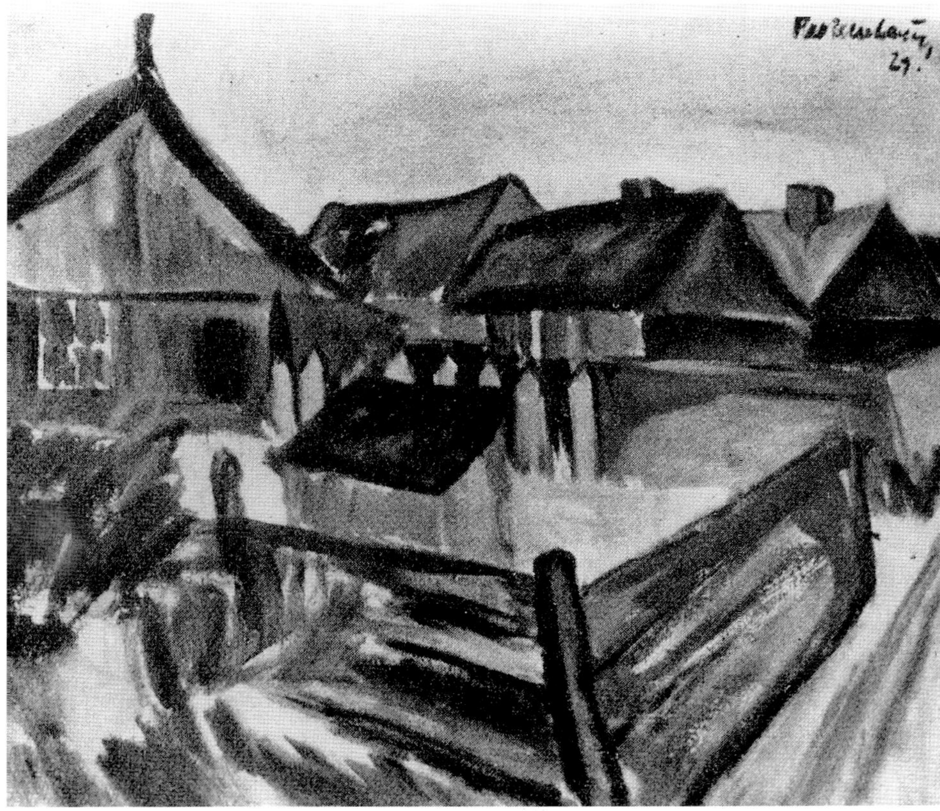

Textabb. 14
Fischerhäuser in Nidden, 1929

Über das Schicksal, das 1945 über ihn und seine Familie hereinbrach, schrieb er am 27. 12. 1947 an seinen alten Freund aus dem Königsberger »Ring«, Alexander Kolde: »Ich war bis zur letzten Stunde in Nidden Ortskommandant, die Russen saßen schon in Preil. ... Vor Eisseln kam unsere Division in den ersten Kessel, vor Neukuhren in den zweiten, vor Palmnicken in den dritten. Überall schlugen wir uns durch und erlebten dann als Festungskommandant von Pillau das dortige Inferno, schlugen uns bis Kahlberg durch und erhielten dort den Befehl zur Verladung zur weiteren Verwendung im Reich. In Kopenhagen kam die Kapitulation und ich saß dann 60 Tage in Büsum. ... Meine Frau und Tochter fand ich dann, ohne bis dahin eine Nachricht zu haben, wohlbehalten in der Nähe Göttingens, ausgelaust und bestohlen, der letzten Habe entblößt. Das war ein trauriges Wiedersehen, aber wir haben uns nicht lange besonnen, packten zu. In der Nähe Düsseldorfs fand ich nach mehreren Reisen zufällig den ehemaligen Oberbürgermeister (bis 1933) von Allenstein, der hier in unserem Kreis als Landrat fungiert, und ich kam dann zu einer einigermaßen anständigen Behausung. Ich suchte mir dann bei Düsseldorfer Kollegen einige Pinsel zusammen und fing wieder an zu pinseln. Ein paar Tuben Ölfarbe hatte Heta in dem Gepäck, auch et-

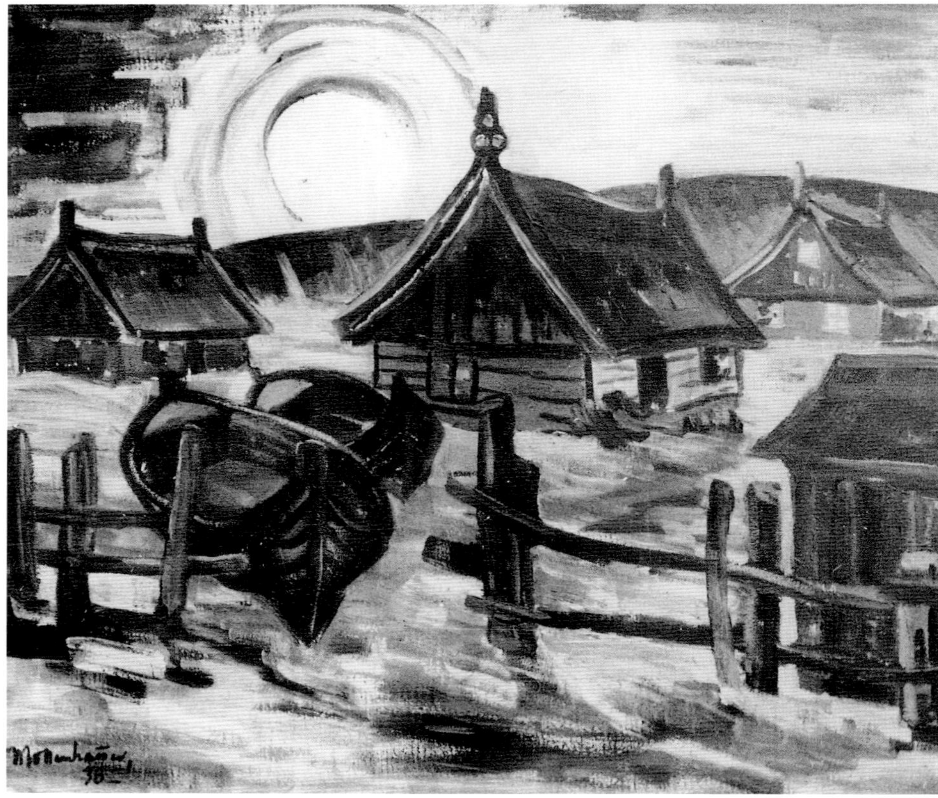

Textabb. 15
Fischerhäuser in Nidden, 1938

was Leinwand.... Und, daß alles, wie durch ein Wunder – wieviel Leid und Elend und Not hat es unterwegs auf der Flucht für die Frauen gegeben und in Pillau für mich selbst – so gut abging, ist eine Führung von Gottes gnädiger Hand, daß man nur aus ganz tiefem Herzen dankbar sein muß.« Für seine künftige Tätigkeit fügt er den Satz bei: »Ich meine, daß es für die kommenden Zeiten überhaupt wichtig sein wird, unseren ostpreußischen Kulturkreis zusammenzufassen, um ihm Geltung zu verschaffen, ihn nicht der Vergangenheit anheimfallen zu lassen.« Den Schluß dieses langen Briefes bildet ein Bekenntnis zur Heimat: »Und immer wieder wandern meine Gedanken auf den Schlangenberg nach Nidden zurück. Ich sehe dann den großen Bogen der Nehrung bis hin zu den Türmen Memels. Doch ich glaube, daß man alles noch einmal wiedersehen wird. Und der Glaube allein hat schon etwas Zauberhaftes. Die Welt ist rund, was heute unten ist, kann morgen schon wieder oben sein.« Dieser Brief bezeugt die ungebrochene Tatkraft, mit der Mollenhauer nun vom Rheinland aus das Bild seiner Heimat gestalten wird, auch wenn er diese nicht wiedergesehen hat. Eine neue soziale Aufgabe sah er darin, die in alle Himmelsrichtungen verstreuten ostdeutschen Künstler zu vereinen und zu betreuen. Über zehn Jahre leitete er die Gruppe

Bildende Kunst der Künstlergilde Eßlingen, nachdem er in deren Landesgruppe Nordrhein-Westfalen erfolgreich gewirkt und zahlreiche Ausstellungen arrangiert hatte.

Trotz dieser Aufgaben und seiner bald einsetzenden künstlerischen Erfolge bleibt die Sehnsucht nach Nidden bestimmend. Befragt nach dem Einfluß der neuen Heimat auf seine Arbeit meinte er: »Ich kann nicht sagen, daß der Niederrhein besonderen Einfluß auf mich ausgeübt hat. Aber heute komme ich ganz allmählich hinter die Schönheit dieses Landes, besonders hinter die Verschiedenartigkeit und Vielgestaltigkeit der Eifel«. Ein undatiertes, um 1947 entstandenes Ölbild »In der Eifel« (Abb. 5) mag das bezeugen. Wohl liegt das Licht über einer diagonal in die Tiefe des Hintergrundes reichenden Baumreihe und Häusern, die vor einem fernen Höhenzug aufleuchten. Aber der umgepflügte, dunkle Acker gegen das sonnenbeschienene, von Bäumen begrenzte Feld und der finstere, wolkenverhangene Himmel lassen etwas durchscheinen von dem noch ungewissen Schicksal, das der Künstler zu meistern sucht.

Wie anders ist es dagegen, wenn er in dem Ölbild »Nehrungssonne« von 1948 (Abb. 6) das Bild des Landes zwischen Haff und See vor seinem Auge wiedererstehen läßt. Was diesem, nun schon mit dünnerem Farbauftrag flächig gemalten Werk eine ungeheuer zwingende Kraft verleiht, ist nicht etwa die Einsamkeit der Landschaft, in die zwei Menschen hineinschreiten, sondern vielmehr die den Himmel überstrahlende Explosion des Sonnenlichtes. Dessen mächtiger Strahlenkreis, der geschwungene Uferweg, der gegenläufige Bogen des Haffs und der mit seinem Grat im Schatten liegende Dünenzug bestimmen die Komposition, die durch die Silhouette der Fischerhäuser eine beruhigende Mitte erhält. Gegenüber dem »Rettungshaus in den Vordünen« von 1921 (Abb. 3) wird eine außerordentliche Abgeklärtheit in der Formgebung bei nahezu gleicher Farbigkeit und noch größerer Leuchtkraft erkennbar. Welch' ein Fortschritt.

Während bei der »Nehrungssonne« die Konturen teils farbig in kräftigem Blau und nur bei den Häusersilhouetten im Vordergrunde in schwarz gefaßt sind, werden sie in der Folge die Farbflächen nur noch schwarz umranden. Das zeigt sich schon bei den »Tulpen« (Abb. 7) und noch deutlicher in dem »Blick auf Nidden« (Abb. 8). Die »Dünenlandschaft auf der Kurischen Nehrung« (Abb. 9) lebt wiederum durch die Gegensätze heller und dunkler Partien. Fast möchte man glauben, daß hier die neuen Eindrücke der Eifellandschaft mitgewirkt haben, wenn nicht die strahlende Sonne und das von ihr erleuchtete geschwungene Sandtal wären. Pastos eingefügte Pinselzüge lockern hier den Baumgürtel etwas auf und heben ihn leicht von den aufragenden Höhenzügen ab.

Die frisch hingeworfene Studie der »Schlafenden« von 1950 (Abb. 10) ist eines der frühen Beispiele dünnflüssiger Ölmalerei auf Papier. Erstaunlich, wie hier die Farbflächen ihr Leben durch die klare Zeichnung der schwarzen Konturen erhalten.

Einen Schritt weiter geht Mollenhauer im folgenden Jahr 1951 in dem »Porträt Frau R.« (Abb. 11). In dem Gesicht dieser Frau bewirkt die treffsichere Zeichnung über der von Gelb zu Rot wechselnden Farbe den Eindruck eines zeitlosen Menschenbildes.

In den zurückliegenden wie in den folgenden Jahren unternahm Mollenhauer zahlreiche Reisen, die ihn nach Österreich und in die Schweiz, an die Küsten Südfrankreichs und der Bretagne (Abb. 12), nach Holland und Norddeutschland (Abb. 13) führten. So sehr diese Landschaften in ihrer Vielgestaltigkeit auch auf ihn einwirken mochten, vergaß er nie das Land im Nordosten, – Nidden. Erst auf Sylt, zunächst in Kampen, dann in Keitum, erschloß sich ihm langsam eine ähnliche Welt des Lichtes und der weiten Himmel. Aus dem Frieden über Dorf und Wiesen, Meer und flammenden Abendhimmeln entstanden Bilder von glühender Farbenpracht und großer Aussagekraft. Dazwischen gestaltete er jedoch immer wieder Motive der Nehrung: Fischerhäuser am Haff, Kurenkähne im Hafen, Boote an der See und in vielen Varianten das »Rettungshaus« (Abb. 14). Die Farbgebung erinnert oft an die der früheren Jahre, aber im Gegensatz zu den vorhergegangenen Werken beginnt die irdische Welt sich vor der Weite des Himmels zu wölben. So in den Gemälden »Sturm am Meer« aus dem Jahr 1953 (Abb. 16) oder »Schwarze Woge« von 1954 (Abb. 17). Daraus, daß Mollenhauer die Entdeckung des sich gegen die Unendlichkeit des Himmels abhebenden Erdenrunds bis an sein Lebensende beibehielt, wird deutlich, daß er keinen Landschaftsausschnitt wiedergeben, sondern den Eindruck eines Ganzen vermitteln wollte. Natur und Kunst, Farbe und Form, Erde und Himmel bedingen einander und sollen sich in seinen Bildern zur Einheit finden. So kann es auch nicht verwundern, daß immer wieder direkte Naturstudien zu Gemälden wie »Blumenstrauß auf weißem Teller« (Abb. 15) führen, ein Bild, das vor allem durch seine ausgewogene Farbigkeit besticht.

In den Arbeiten ab 1955 tritt eine Auseinandersetzung mit der Form zum Zweck außerordentlicher Vereinfachung und nahezu hart erscheinender Konturen in den Vordergrund. Hinzu kommt aber immer wieder auch die Auseinandersetzung mit der Farbe und es stellt sich die Frage, ob die Priorität einer von beiden oder ihr Zusammenwirken entscheidend wird. Der »Gebirgsweg bei Schliersee« (Abb. 18) kennzeichnet den Übergang in eine neue Phase der Kunst Mollenhauers. Werke desselben Entstehungsjahres 1955 wie »Am Meer I« (Abb. 19) läuten die Entwicklung zu den reinen Farbflächen und hartgezeichneten, tiefschwarzen Konturen ein. Ihre Höhepunkte in den Bildern »Morgen am Kanal« (Abb. 20) und der 1957 gemalte »Garten in Keitum« (Abb. 22) sind kennzeichnend für die Aufgeschlossenheit, mit welcher der Künstler Landschaft und Licht in sich aufnimmt und gestaltet. In dem »Kliff an der Nordsee« von 1958 (Abb. 23) vereinen sich die starren Dünenpartien mit dem Blick in die Weite von Meer und Himmel. Der Gegensatz irdischer Stofflichkeit, der selbst noch die in der Erdatmosphäre schwebenden Wolken angehören, zu der Unendlichkeit mit der strahlenden Sonne darin, war hier das fordernde künstlerische Ziel.

Die weiteren Bilder des Jahres 1958 »Rote Sonne über Keitum« (Abb. 24), »Abend über Keitum mit blauen Wolken« (Abb. 25) und »Landschaft auf Sylt« (Abb. 26), in der Familie des Malers »Traumbilder« genannt, zeigen eine zurückgenommene, kultivierte Farbigkeit und lassen die Härte der Formen im Dämmer der abendlichen Stimmung verschwimmen. Dabei bildet das Rot der untergehenden Sonne in verschiedensten Tönungen bis hin zum leuchtenden Zinnober den Mittelpunkt der Darstellungen.

An den Arbeiten des Jahres 1959 läßt sich erkennen, daß Mollenhauer die Stadtlandschaft »Schloß in Stuttgart« (Abb. 27) durch den regelmäßigen, wesentlich aus Senkrechten und Waagerechten bestehenden Aufbau der Komposition von den Naturlandschaften unterscheidet. Während auf den langgestreckten Schloßbau ein gerade begrenzter Weg schräg hinführt, läuft dieser bei dem »Gartenweg« (Abb. 28) in lebendigem Schwung auf das Haus im Hintergrund zu und der »Leuchtturm« (Abb. 29) steht als festes Gefüge in dem ihn umgebenden, fast abstrakt gestalteten Nehrungswald.

Im Jahr 1960 entstehen neben dem »Bildnis vor gelber Wand« (Abb. 30) – einer großartigen Farbensymphonie aus Gelb, Rot und dunklem Blau mit der eindeutigen Charakteristik des Gesichts durch die knappen Konturen – mehrere Stilleben. Auch dieses Thema wird auf die verschiedensten Möglichkeiten hin untersucht. In der »Schale mit Obst« (Abb. 31) bildet ein durchleuchtetes, lasierend aufgetragenes Türkis den farblichen Mittelpunkt, das »Stilleben auf rotem Tisch« (Abb. 34) wird bestimmt durch die waagrecht verlaufende Linie des roten Tisches, die durch die unterschiedlichen Formen der diagonal auf ihm angeordneten Gegenstände aufgelockert wird. Das »Blumenstilleben mit Mohn« (Abb. 33), in seinen verhaltenen Farben fast an alte Meister erinnernd, führt über die größtmögliche Einfachheit seiner Blütenformen zu einer Wesenhaftigkeit, die hinter der irdischen Erscheinungsform aufleuchtet.

Damit haben wir einen Eindruck von den neu erarbeiteten Möglichkeiten der Komposition und der wesentlichen Farbskala des achtundsechzigjährigen Künstlers. Beide nutzte er überzeugend in der »Landschaft in Keitum« (Abb. 32). Eine durch mehrfache Parallelen verstärkte und verschiedentlich von Waagerechten unterbrochene diagonale Hauptlinie durchzieht das Bild von rechts unten nach links oben. Diese komplizierte Komposition wird durch die kräftig leuchtenden Farben der gelben Kornhocken aufgelockert. Welch eine lebensprühende Malerei und welch eine Reife des alternden Künstlers offenbart sich in diesem Werk.

1961 mischen sich unter die Sylter Bilder wieder vermehrt Erinnerungen an Nidden. Dem »Friesenhaus« (Abb. 36) in einer neuen Farbskala von weißen, grünen und ockerfarbenen Tönen folgt der »Strand am Kurischen Haff« (Abb. 37), ein Bild voller Verhaltenheit und Stille eines frühen Morgens. Im Gemälde »Zwischen den Buhnen« (Abb. 35) wird das Dunkel von Himmel und Meer von dem Weiß der Schaumkronen unterbrochen. Meereshorizont und Wolken bilden, verbunden durch die Holzpfähle zu beiden Seiten, eine geschlossene Komposition um die sich überschlagenden Brandungswellen. Es ist ein Bild von großer malerischer Qualtität, in dem die Farbe befreit ist von aller Stofflichkeit.

Der »Friedhof in Nidden« (Abb. 38) ist gemalt zur Erinnerung an Mollenhauers Schwiegervater Hermann Blode. Wie das Künstlerdenkmal aus einem mächtigen geteerten Eichenstamm bestand, so auch das Grabmal des Niddener Künstlervaters mit dem aus einer eingearbeiteten Vertiefung herausragenden Kreuz, das die im Niddener Blau gehaltene Namensinschrift trug. Restauriert und unter Denkmalschutz stehend befindet es sich heute noch auf der alten Grabstätte. Es ist ein Gedächtnisbild von sehr persönlich gefaßter, bestimmter Symbolik. Und das unterscheidet dieses Gemälde auch von dem »Kurenfriedhof« Pechsteins aus dem Jahr 1911. Pechstein sah zu seiner Zeit das aus den Gräbern sprießende Leben der Bepflanzung, Mollenhauer gestaltet mit seiner Kunst ein Dankesbild an Hermann Blode, an die Nehrung überhaupt. Das aufleuchtende Rot der Blumen zwischen der Schwere der schwarzen Kreuze symbolisiert den Sieg des Lebens, dem die Finsternis des Todes nichts anzuhaben vermag.

Auch Lovis Corinth hatte 1893 ein Bild des Niddener Friedhofs gemalt. Der Blick geht von der mit Kiefern bestandenen Höhe hinweg über die Kreuze und den wilden Pflanzenwuchs hinunter auf die Weite des Haffs. Liegen bei diesem Bild die Gräber im Schatten der Bäume, so erstrahlen Haff und Himmel in hellem Licht. Gerade diese Gegenüberstellung der formalen, rein impressionistischen Gestaltung verdeutlicht den farblichen, formalen und symbolhaften Charakter von Mollenhauers Expressionismus.

Diesseitsbezogener zeigen sich solche Gedankengänge auch im »Weg durch die Wiesen« (Abb. 40), der sich in der Ferne verliert und den Blick zu dem roten Sonnenball lenkt. Der »Sonnenuntergang am Meer« von 1962 (Abb. 61) geschieht über einem runden Horizont und ist eingebunden in schwere, aber vor dem hellen Licht des unermeßlichen Himmels liegende Wolkenmassen. Form und Farbe werden in Mollenhauers letzten Werken immer symbolhafter. Die Loslösung von der im Dunkel zurückbleibenden irdischen Welt beschäftigt ihn noch in seinem letzten Bild, das in Keitum auf der Staffelei stand. Schon der Titel »Im Abendrot« (Abb. 62) ist beziehungsreich. Welch' ein Weg wurde zurückgelegt von den anfangs betrachteten »Häusern im Herbst« (Abb. 2), bei denen das Haus Blode mit dem Ateliervorbau den Horizont verstellt, und dem »Sonnenwanderer« (Abb. 4), bei dem die Weite des Raumes zwischen den Baumkulissen andeutungsweise durchzuscheinen beginnt, bis zur Wiedergabe des vom Erdenrund gewölbten Horizonts in den letzten, in Form und Farbe immer klarer und leuchtender werdenden Werken.

1948 hatte Ernst Mollenhauer in einem Interview auf die Frage, wie er das Geistige in der Kunst erreiche, geantwortet: »In der Wirklichkeit ist der Gegenstand in seiner wesentlichsten Form meist nicht erkennbar und sichtbar. Ich will bei meinen Bildern den Dingen das Beiläufige nehmen und ihnen jene stille Form verleihen, in welcher der Geist ausruhen kann und Entdeckungen macht«. Das ist der Grund für Mollenhauers Verzicht auf die Fülle der in der Natur sichtbaren Einzelheiten. Und dazu sind ihm, wie er weiter ausführte, zwei Dinge in seiner künstlerischen Sprache gegeben: »Neben der Linie, der Form, ist es die Farbe«.

Überblickt man das Werk Ernst Mollenhauers, so spürt man die unbeirrbare Konsequenz in der Entwicklung seiner Kunst. Und verfolgt man seine letzte Arbeitsphase ab 1960, verstärkt sich der Eindruck, als wolle er mit unermüdlicher Schaffenskraft das 1948 gesteckte Ziel erreichen. Das »Bildnis vor gelber Wand« (Abb. 30) und die »Landschaft in Keitum« (Abb. 32) von 1960, der »Weg durch die Wiesen« (Abb. 40) und die »Sandgrube VI« (Abb. 41) des Jahres 1961 sind die Stationen dieses Bemühens, das 1962 in Bildern wie dem »Bildnis Frau S.« (Abb. 42), dem »Regen über dem Meer« (Abb. 43), den »Roten Wolken über dem Meer« (Abb. 44), dem »Brückensteg am Priel II« (Abb. 45), der »Weißen Sonne über dem Meer« (Abb. 51), den »Dünen am Meer« (Abb. 52), der »Küste am Wattenmeer« (Abb. 59) und dem »Sonnenuntergang am Meer« (Abb. 61) gipfelt.

Mollenhauer wird gern als Spätexpressionist bezeichnet, tatsächlich aber hat er mit seinen Arbeiten den Expressionismus bis zur letzten Steigerung geführt, bis an die Grenze einer Kunst, die durch ihr Abgehen von der Wirklichkeit zu eigenen Begriffen und Metaphern führt.

NACHWORT

Ernst Mollenhauers an Alexander Kolde nach dem Krieg gerichtete Mahnung, den ostpreußischen Kulturkreis zusammenzufassen, ihm Geltung zu verschaffen und ihn nicht der Vergessenheit anheimfallen zu lassen, besteht heute mehr denn je zu Recht. Der deutsche Osten ging durch den Krieg verloren, seine Geschichte und kulturelle Leistung durch sieben Jahrhunderte ist aus dem Bewußtsein der heutigen jungen Generation fast verschwunden und die Kunstwissenschaft richtete ihren Blick allgemein mehr nach Süden und Westen. Von dem ganzen Königsberger Kreis wird in dem Bericht über »Die Kunst der verschollenen Generation« von Rainer Zimmermann allein Mollenhauer genannt. Um so erfreulicher ist es, daß die Bevölkerung des heutigen Königsberg allmählich erkennt, daß die Geschichte ihrer Stadt nicht erst 1945 beginnt. Die Frage nach deren kultureller Vergangenheit wird immer dringlicher gestellt. Daher war es notwendig, in dem vorhergehenden Aufsatz den Bildern der Frühzeit Ernst Mollenhauers, über die bisher nur wenig bekannt war, und seiner künstlerischen Entwicklung mehr Aufmerksamkeit zu schenken. Mangels erhaltener Werke mußte notgedrungen auf ältere Dokumente, Photos und Schriftzeugnisse zurückgegriffen werden. Das umfangreiche Nachkriegsschaffen wurde von der Tochter Ernst Mollenhauers in verdienstvoller Weise immer wieder in Ausstellungen der Öffentlichkeit dargeboten. Es steht zu wünschen, daß mit den Ausstellungen zur Wiederkehr des hundertsten Geburtstages des Künstlers es weiterhin gelingt, die ihm gebührende Stellung in der deutschen Kunstgeschichte zu sichern.

Günter Krüger

NACHWEIS DER ZITIERTEN TEXTE

Fritz Kudnig (1888–1979). Ostpreußischer Lyriker und Schriftsteller. Gedicht »Nidden« aus: »Das Wunder am Meer«, München 1954, Verlag Gräfe und Unzer (Gerhard Rautenberg, Leer).

Marie Luise Kaschnitz (1901–1974). Deutsche Lyrikerin und Schriftstellerin. Zitat aus »Orte. Aufzeichnungen«, Frankfurt 1973, Insel-Verlag.

Wilhelm von Humboldt (1767–1835). Preußischer Staatsmann, Philosoph und Sprachforscher. Zitiert aus: »W. u. C. von Humboldt in ihren Briefen«, Berlin 1909.

Louis Passarge (1825–1912). Deutscher Schriftsteller. Zitiert aus »Aus baltischen Landen«, Glogau 1878, Verlag Carl Flemming.

Thomas Mann (1875–1955). Deutscher Schriftsteller, Nobelpreisträger für Literatur. Zitiert aus »Mein Sommerhaus« in »Über mich selbst. Autobiographische Schriften«, Frankfurt 1983, Verlag S. Fischer.

Paul Fechter (1880–1959). Deutscher Schriftsteller und Kunstkritiker. Zitiert aus »Maler in Nidden«, Ausstellungsverzeichnis Städt. Kunsthalle Mannheim, Zeughaus, 1955.

Ernst Wiechert (1887–1950). Deutscher Dichter. Zitiert aus »Jahre und Zeiten«, München 1987, 2. unveränderte Auflage, Verlag Langen-Müller.

Ernst Mollenhauer (1892–1963). Maler, Expressionist. Aufsatz »Wunderland Nidden« aus: »Ein Blick zurück«, München 1962, 2. Auflage, Verlag Gräfe und Unzer (Gerhard Rautenberg, Leer).

Gisela Götte, Direktorin des Clemens-Sels-Museums in Neuss. Vortrag zur Eröffnung der Ausstellung »Ernst Mollenhauer zum 100. Geburtstag« am 16. 1. 1992 im Bayerwerk Leverkusen, gedruckt im gleichzeitig erschienenen Katalog der Bayer AG, in Zusammenarbeit mit der Galerie Boisserée, Köln.

VERZEICHNIS DER TEXTABBILDUNGEN

Textabb. 1
Kurische Nehrung.
Landkarte, entnommen dem Buch von Wanda Nimtz-Wendlandt, Die Nehringer. Volkstum-Brauchtum-Volksglaube auf der Kurischen Nehrung, Marburg 1986, N. G. Elwert Verlag.

Textabb. 2
Dünen auf der Kurischen Nehrung.
Foto Küpper, entnommen aus: Ostpreußen, Westpreußen und Danzig, München 1962, Verlag Gräfe und Unzer.

Textabb. 3
Nidden, stiller Winkel.
Foto Küpper, entnommen aus: Ostpreußen, Westpreußen und Danzig, München 1962, Verlag Gräfe und Unzer.

Textabb. 4
Mittagsstille am Haff.
Foto Küpper, entnommen aus: Ostpreußen, Westpreußen und Danzig, München 1962, Verlag Gräfe und Unzer.

Textabb. 5
Ernst Mollenhauer, 1962
Photo Siegfried Kühl, Düsseldorf

Textabb. 6
Das Künstlerdenkmal auf dem Blodeberg in Nidden.
Entworfen und geschnitzt von Ernst Mollenhauer, 1939 zerstört.

Textabb. 7
Die Künstlerecke im Haus Hermann Blode in Nidden.
Nach 1945 zerstört
Photo Paul Isenfels.

Textabb. 8
The Saga of the Sea, 1922/23
Öl auf Leinwand
Größe nicht bekannt
Signatur und Datierung auf dem Photo nicht erkennbar
Privatbesitz USA ?

Textabb. 9
Bildnis, nach 1920
Öl auf Leinwand
Größe nicht bekannt
Signatur und Datierung auf dem Photo nicht erkennbar
1945 in Nidden verschollen

Textabb. 10
Stilleben mit blauer Schale,
1922/23
Öl auf Leinwand
Größe nicht bekannt
Signatur und Datierung auf dem Photo nicht erkennbar
Privatbesitz USA

Textabb. 11
Im Hafen, 1928 (?)
Öl auf Leinwand
Größe nicht bekannt
Signiert und datiert oben rechts: Mollenhauer, 28 (?)
Privatbesitz Königsberg, verschollen

Textabb. 12
Eisfischer auf dem Kurischen Haff, 1929
Öl auf Leinwand
Größe nicht bekannt
Signiert und datiert oben links: Mollenhauer, 29
In Nidden verschollen

Textabb. 13
Reisigträgerinnen in den Dünen, um 1929
Öl auf Leinwand
Größe nicht bekannt
Signiert unten rechts:
Mollenhauer, Nicht datiert
Privatbesitz

Textabb. 14
Fischerhäuser in Nidden, 1929
Öl auf Leinwand
Größe nicht bekannt
Signiert und datiert oben rechts: Mollenhauer, 29
Privatbesitz Thomas Mann,
In Nidden verschollen

Textabb. 15
Fischerhäuser in Nidden, 1938
Öl auf Leinwand
Größe nicht bekannt
Signiert und datiert unten links: Mollenhauer, 38 –
Privatbesitz

Textabb. 16
Station des Vereins zur Rettung Schiffbrüchiger in Nidden.
Nach 1945 zerstört
Photo entnommen aus:
Oscar Schlicht, Die Kurische Nehrung in Wort und Bild, 2. Aufl., Königsberg i. Pr. 1927, Verlag Gräfe und Unzer

Textabb. 17
Atelier in der Kunstakademie Königsberg, etwa 1919 – 1922.
Rechts: Ernst Mollenhauer.

Textabb. 18
Blick auf das Atelier in Nidden, nach 1945 zerstört.
Photo Ernst Mollenhauer.

Textabb. 19
Ernst Mollenhauer vor dem Atelier in Keitum auf Sylt, 1962
Photo Siegfried Kühl, 1962

1
KURENKÄHNE IM
HAFEN VON NIDDEN
1919

Holzschnitt
Platte verloren
Blatt 23,5 x 29,8 cm
Datiert im Stock unten links,
zur Mitte eingerückt: E. M. 19.
Bezeichnet unten links:
Originalholzschnitt
Signiert und datiert unten
rechts: Ernst Mollenhauer,
1919
Aus Privatbesitz für die
Nachlaßsammlung erworben

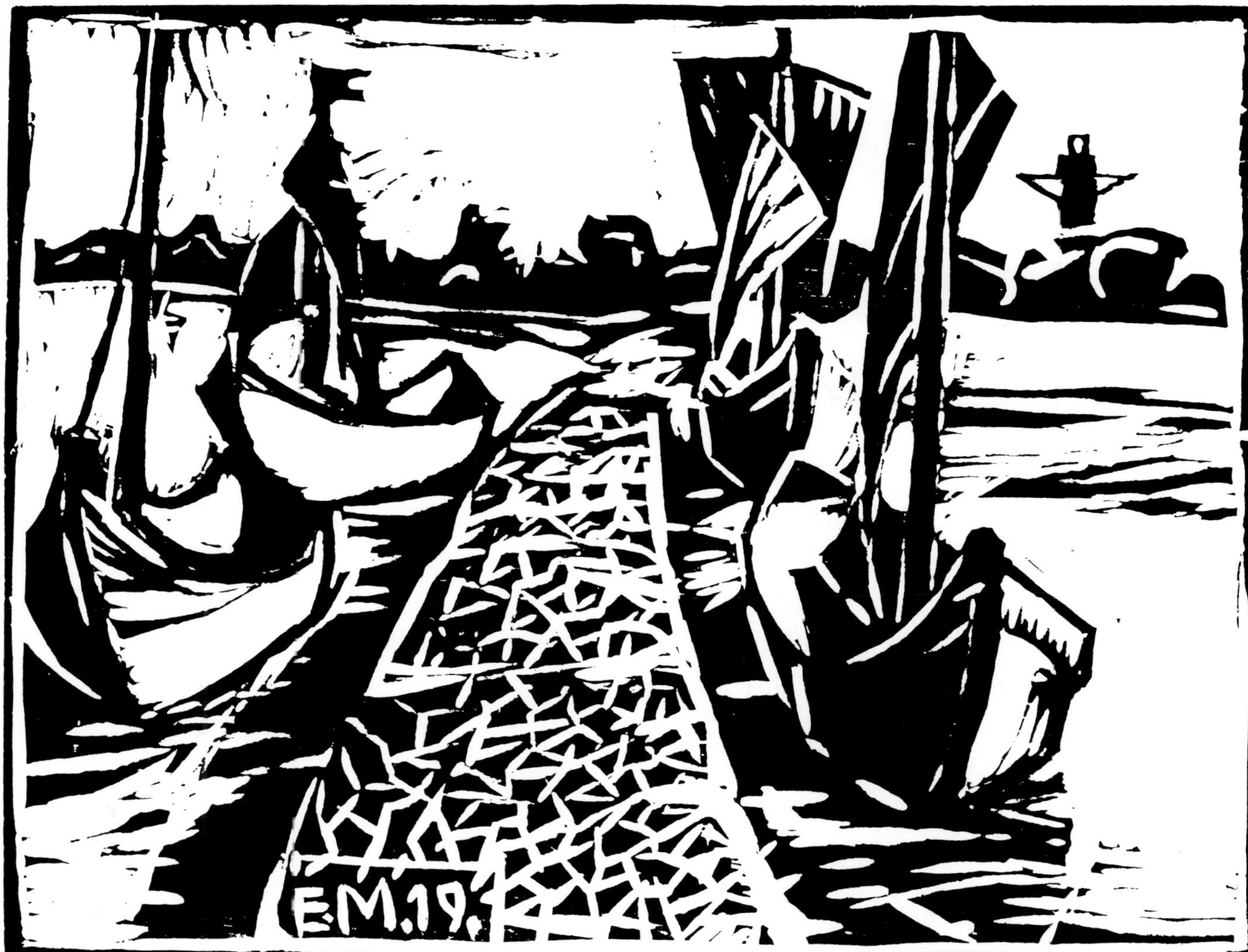

Originalholzschnitt –

Ernst Mollenhauer 1919

2
HÄUSER IM HERBST
1919

Öl auf Leinwand
70 x 79 cm
Signiert und datiert unten
links: Mollenhauer, 1919 –

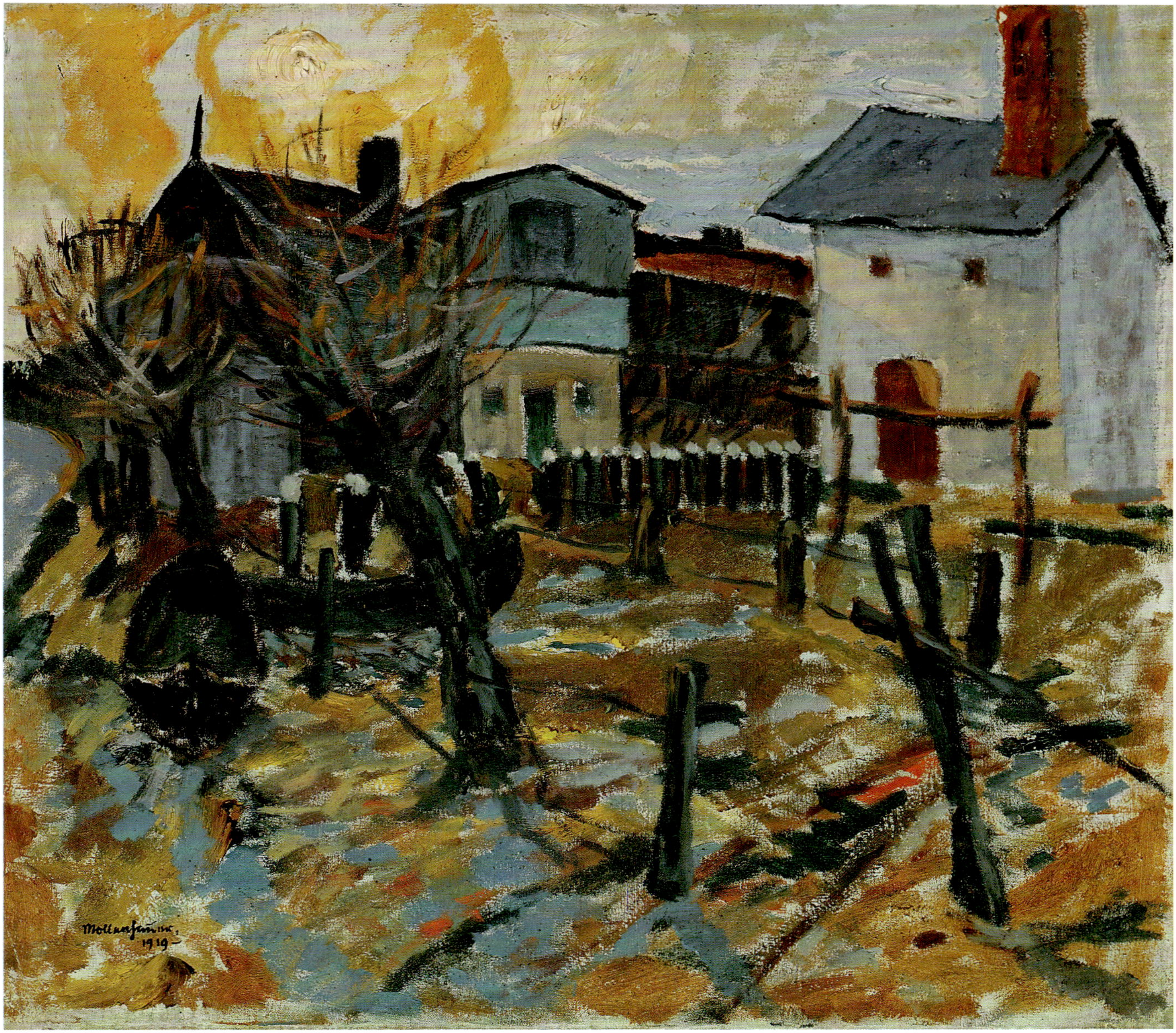

3

RETTUNGSHAUS IN DEN VORDÜNEN

um 1921

Öl auf Leinwand
62 x 81 cm
Signiert unten rechts in roter Farbe: Ernst Mollenhauer nicht datiert
Aus Privatbesitz für die Nachlaßsammlung erworben.
Im sogenannten »Rettungshaus« an der See in Nidden befanden sich die Boote, mit denen die Niddener Fischer ausfuhren, um gestrandeten oder in Seenot geratenen Schiffen und ihren Besatzungen Hilfe zu bringen. Diese Station wurde 1897 durch die »Deutsche Gesellschaft zur Rettung Schiffbrüchiger« erbaut.
Der rote, kastellartig anmutende und in die Vordünen eingebettete Ziegelbau wurde für Ernst Mollenhauer zu einem bevorzugten Motiv, das er seit seinen frühen Jahren bis zu seinem Lebensende in vielen Variationen gestaltet hat. Der Bau wurde nach 1945 durch sowjetische Truppen zerstört.

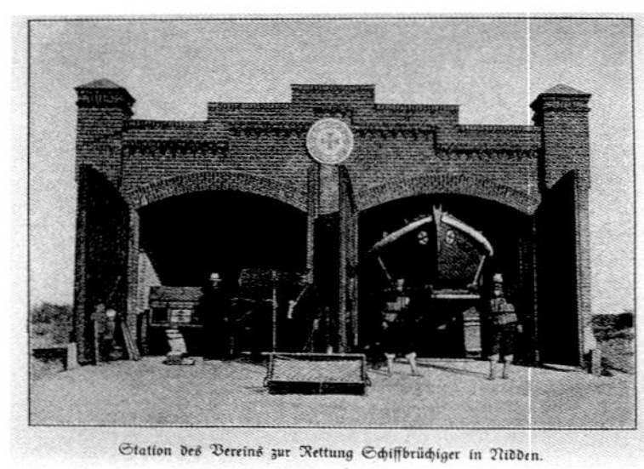

Textabb. 16
Station des Vereins zur Rettung Schiffbrüchiger in Nidden.

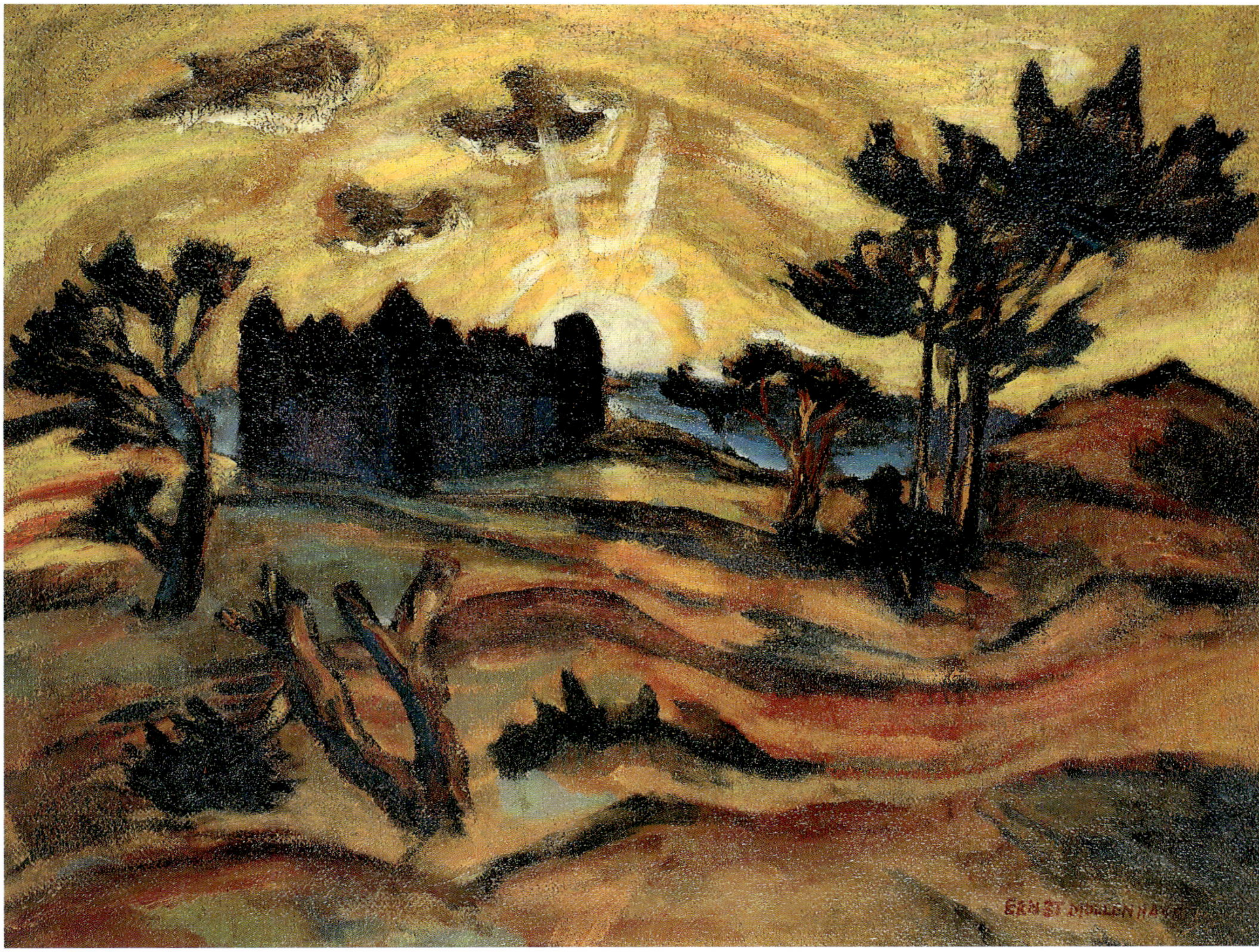

4
DER
SONNENWANDERER
1925

Öl auf Karton
25 x 27 cm
Signiert und datiert unten
links: Ernst Mollenhauer, 1925

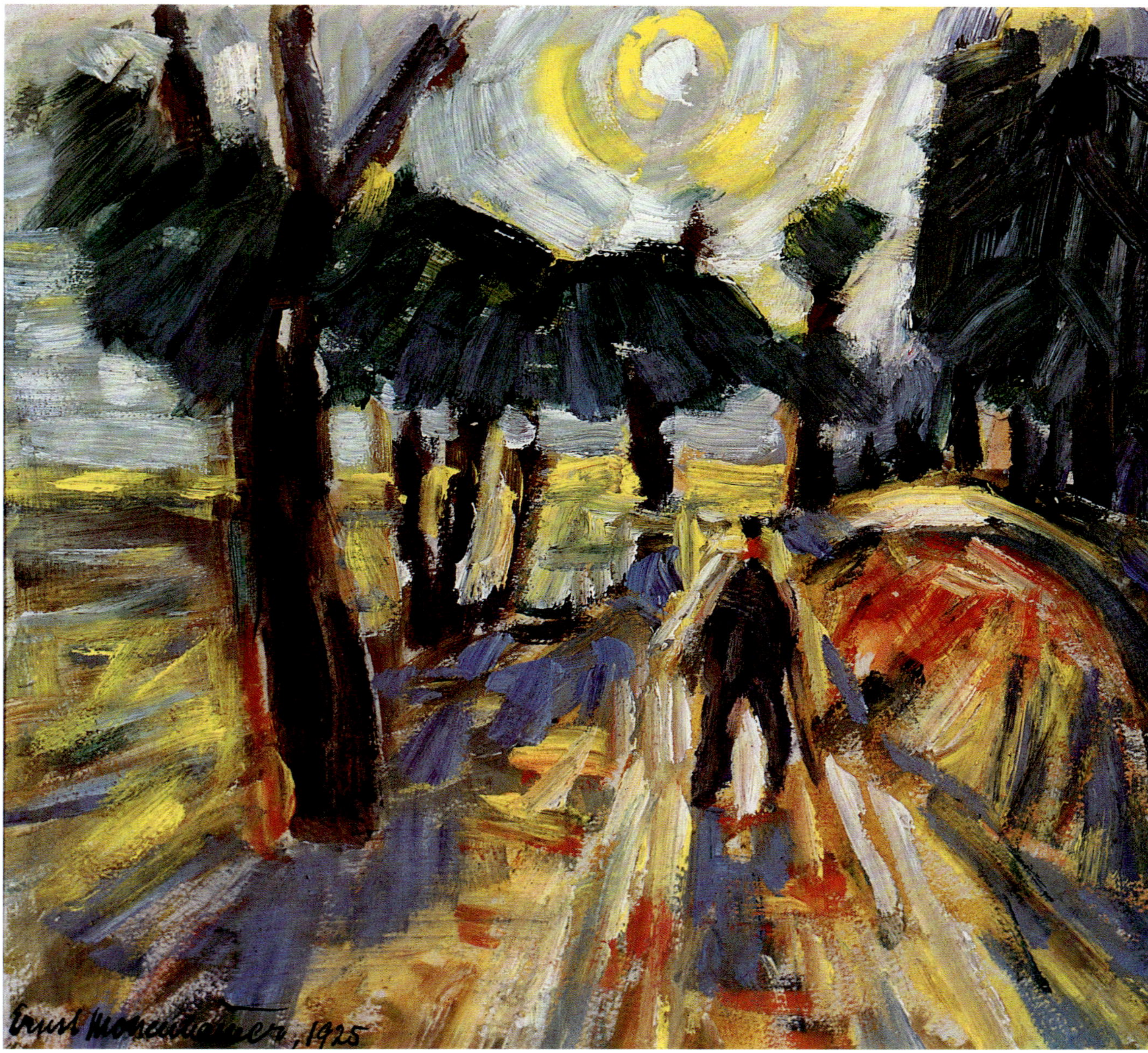

5
IN DER EIFEL
1947

Öl auf Leinwand
71 x 85,5 cm
Signiert oben rechts:
Mollenhauer,
nicht datiert

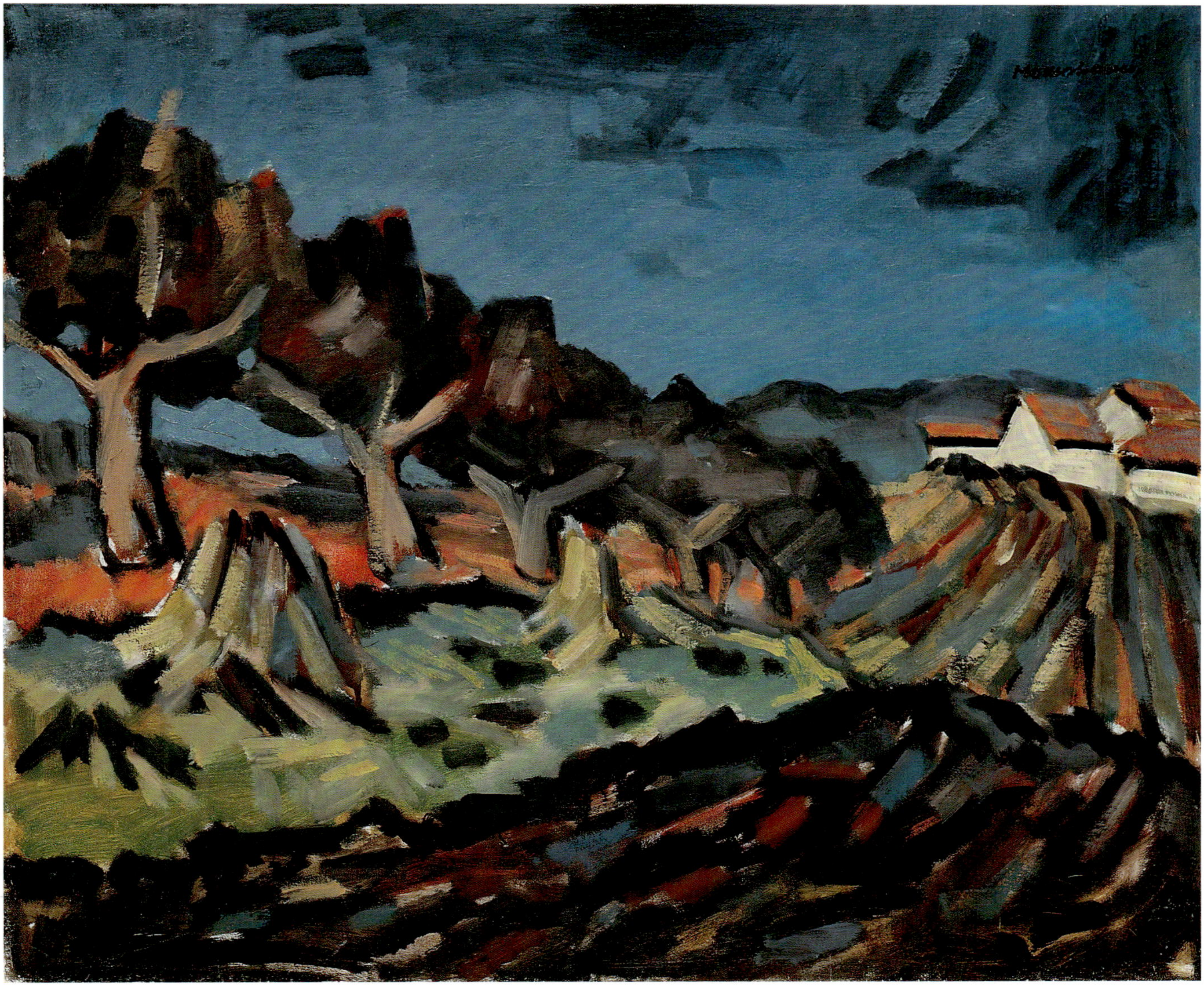

6
NEHRUNGSSONNE
1948

Öl auf Karton
52 x 67 cm
Signiert und datiert unten
links: Mollenhauer, 48 –

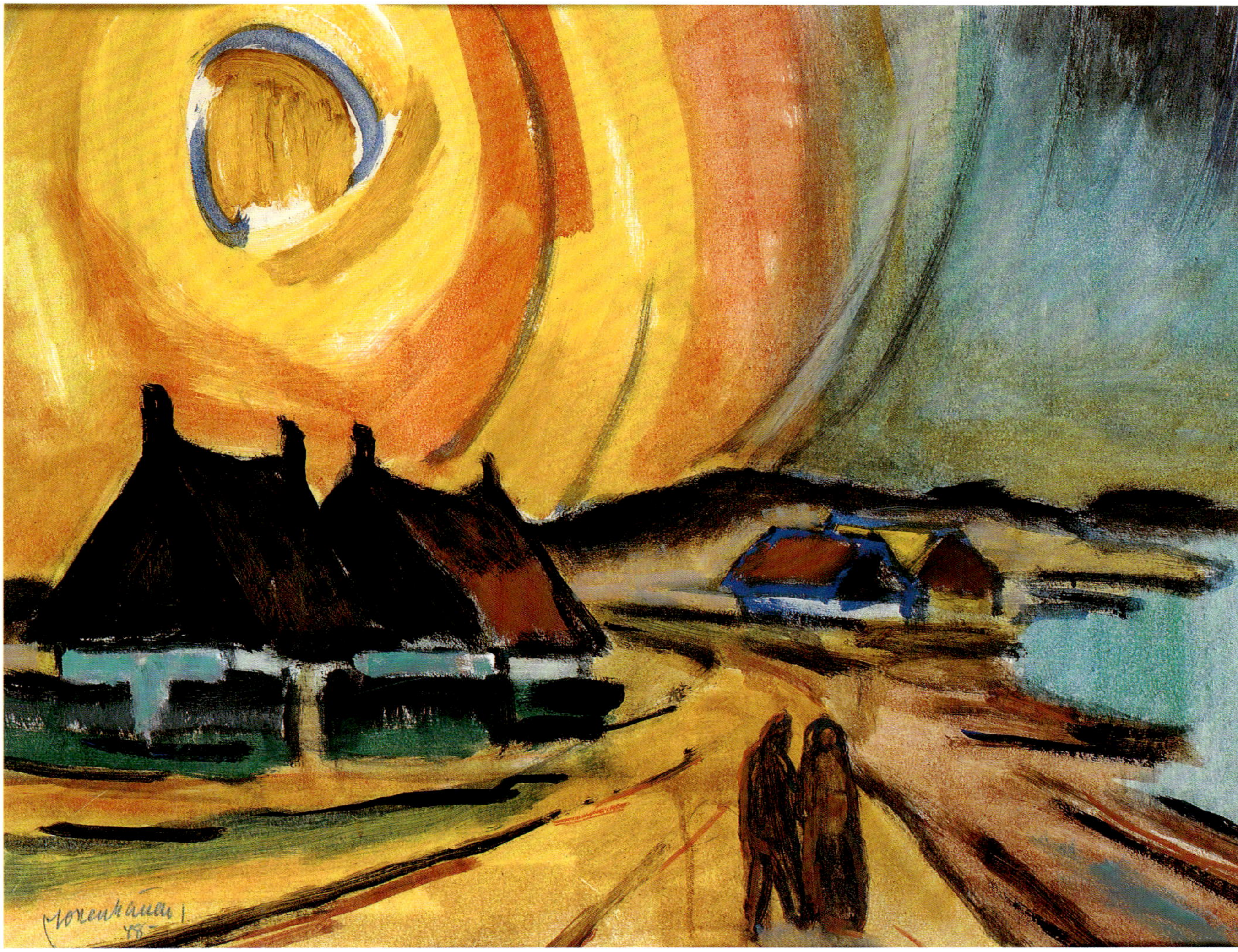

7
TULPEN
1948

Öl auf Karton
52 x 62,5 cm
Signiert und datiert unten
rechts: Mollenhauer, 48 –

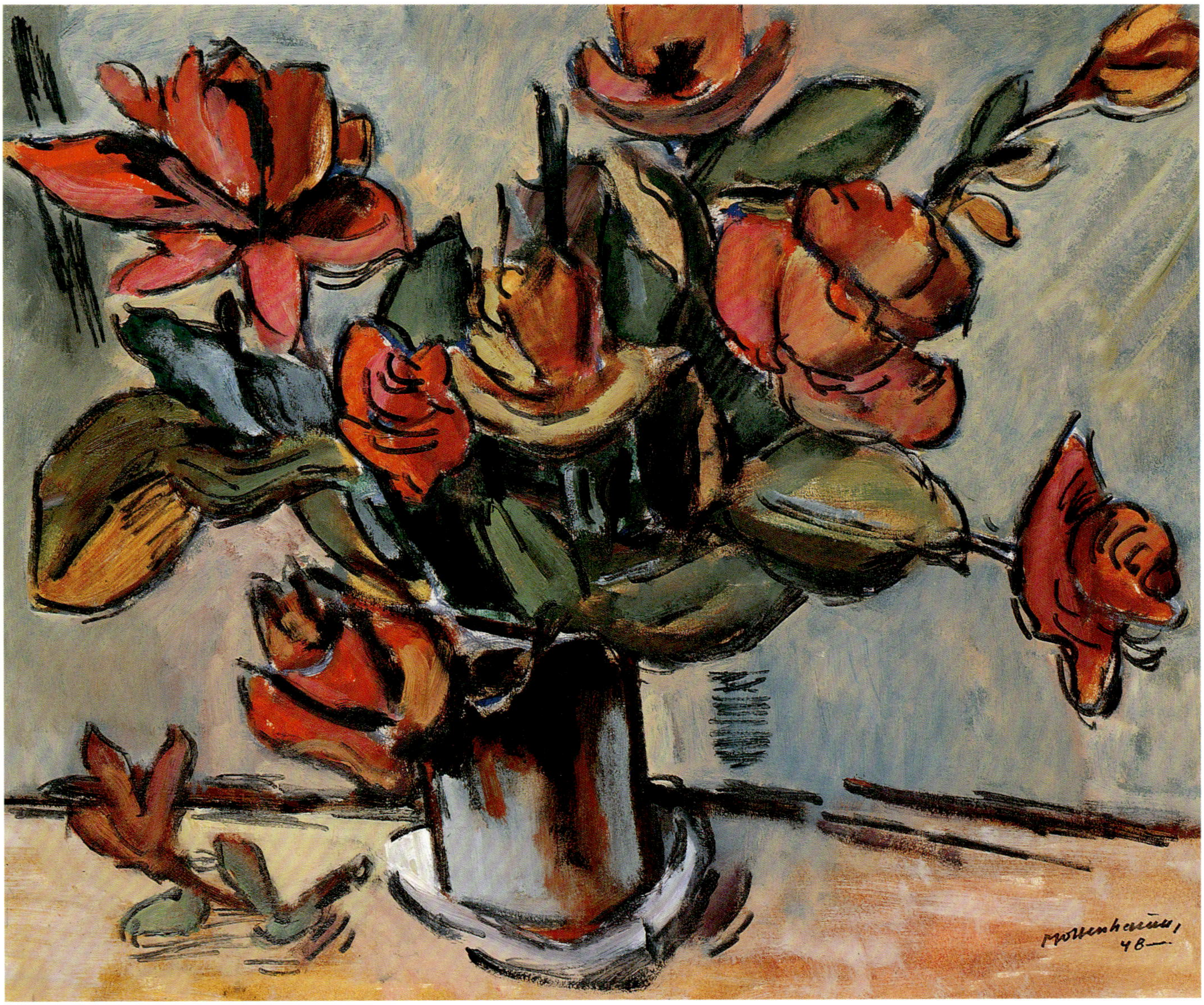

8
BLICK AUF NIDDEN
1949
Öl auf Karton
56,5 x 70 cm
Signiert und datiert unten
rechts: Mollenhauer, 49 –

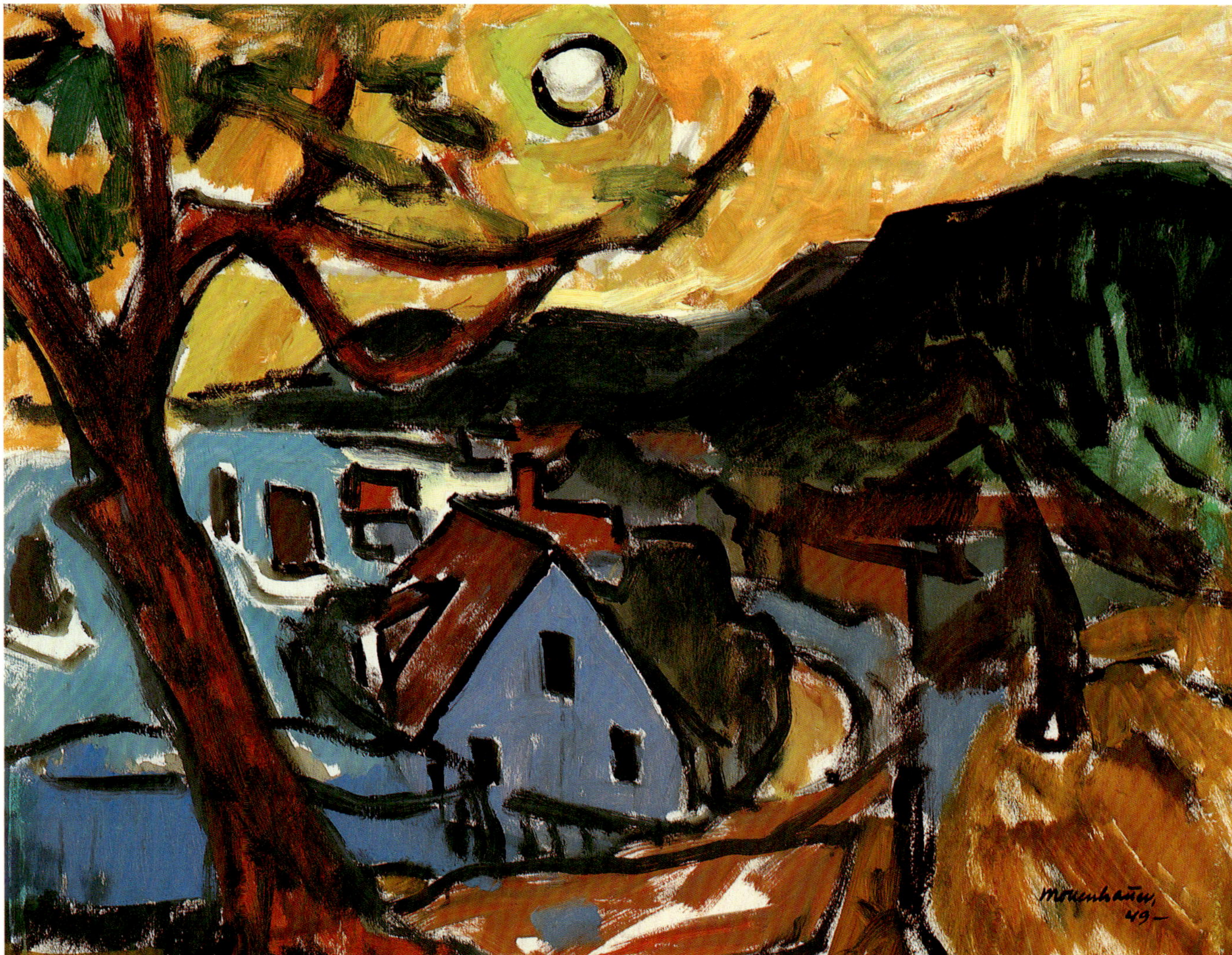

9
DÜNENLANDSCHAFT AUF DER KURISCHEN NEHRUNG
um 1949

Öl auf Karton
70 x 85 cm
Signiert unten links:
Mollenhauer,
nicht datiert

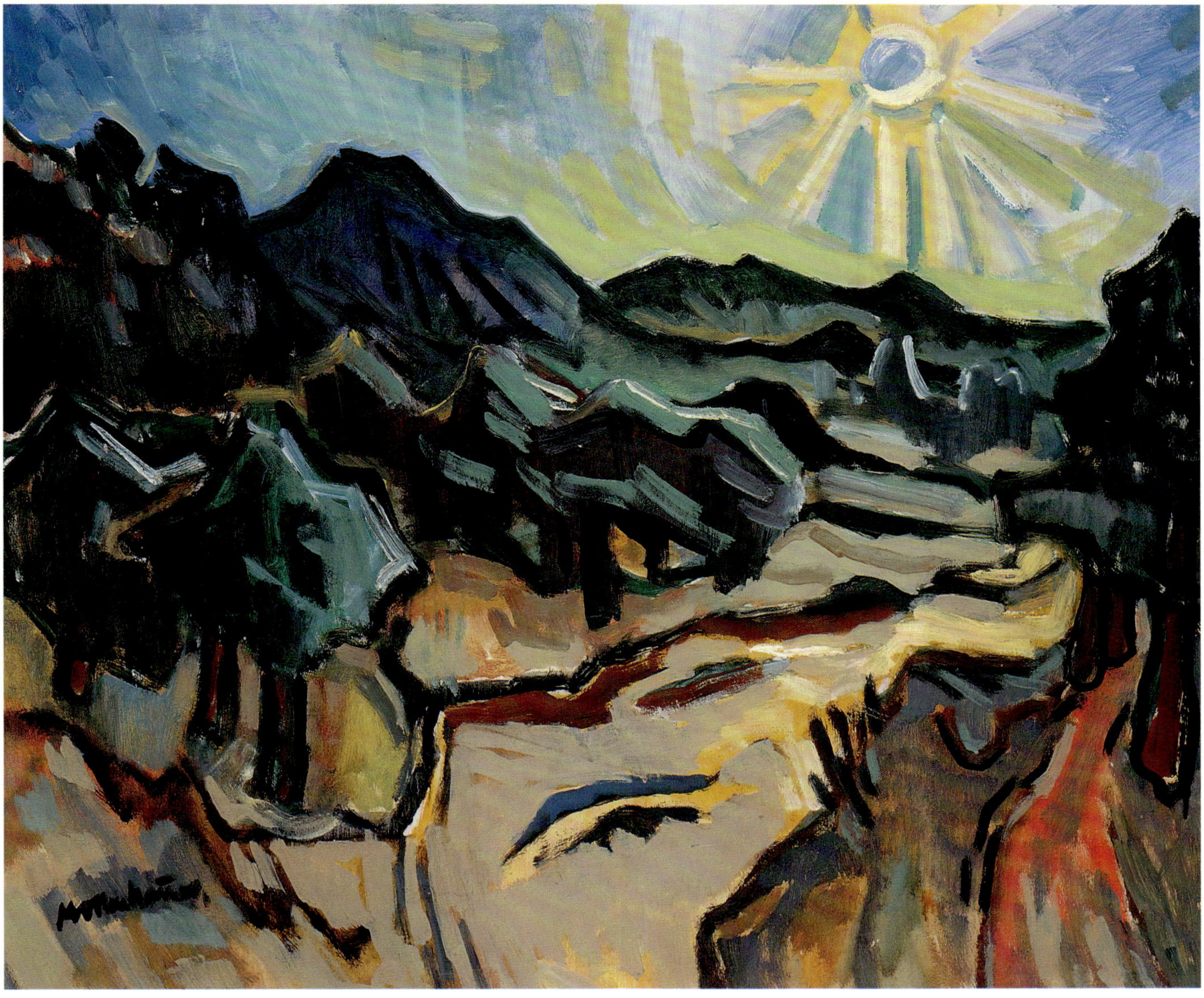

10
SCHLAFENDE
1950

Öl auf Papier
47,5 x 61 cm
Signiert und datiert unten rechts: Mollenhauer, 50 –

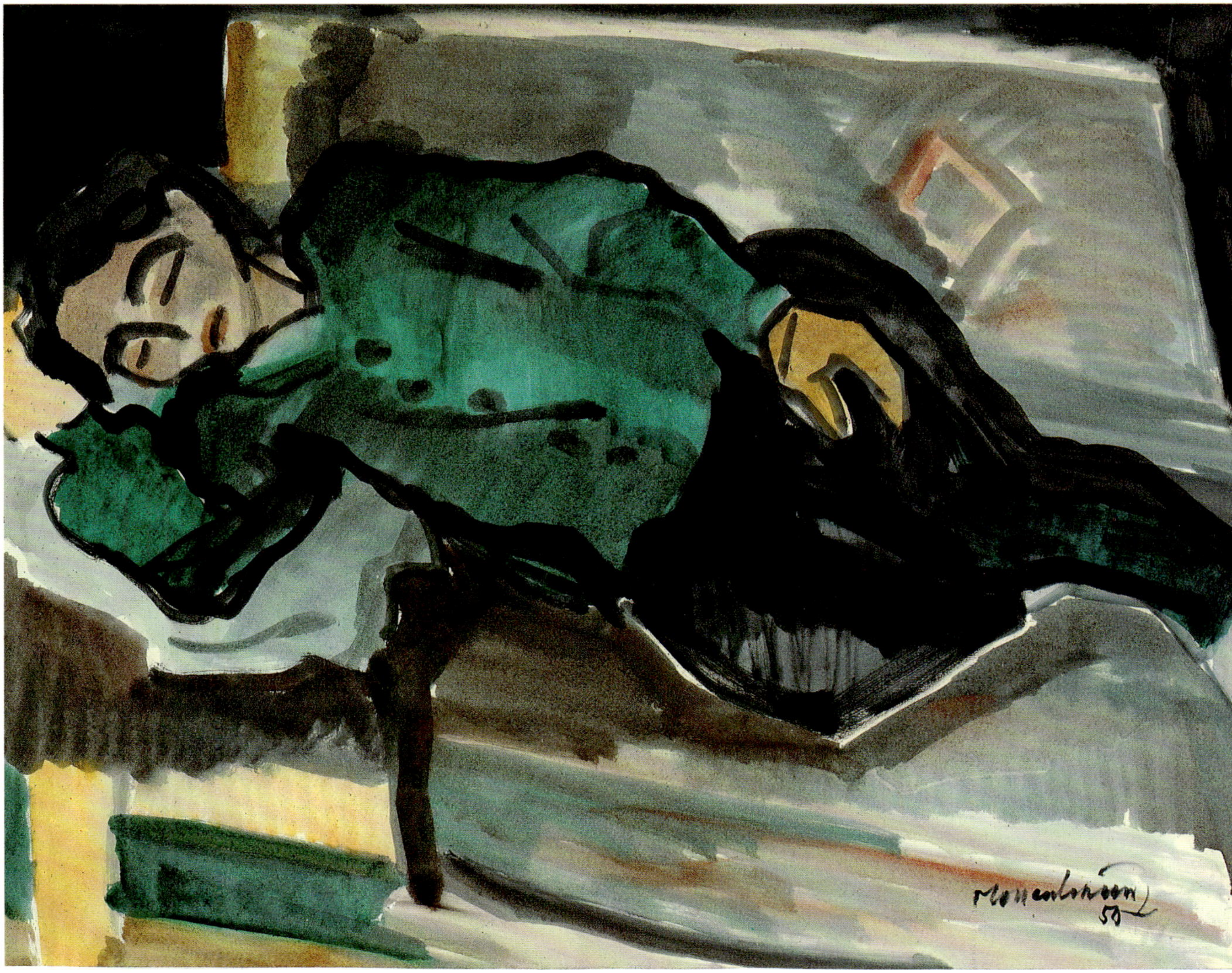

11
PORTRAIT FRAU R.
1951

Öl auf Papier
60 x 46,5 cm
Signiert und datiert unten
links: Mollenhauer, 51 –

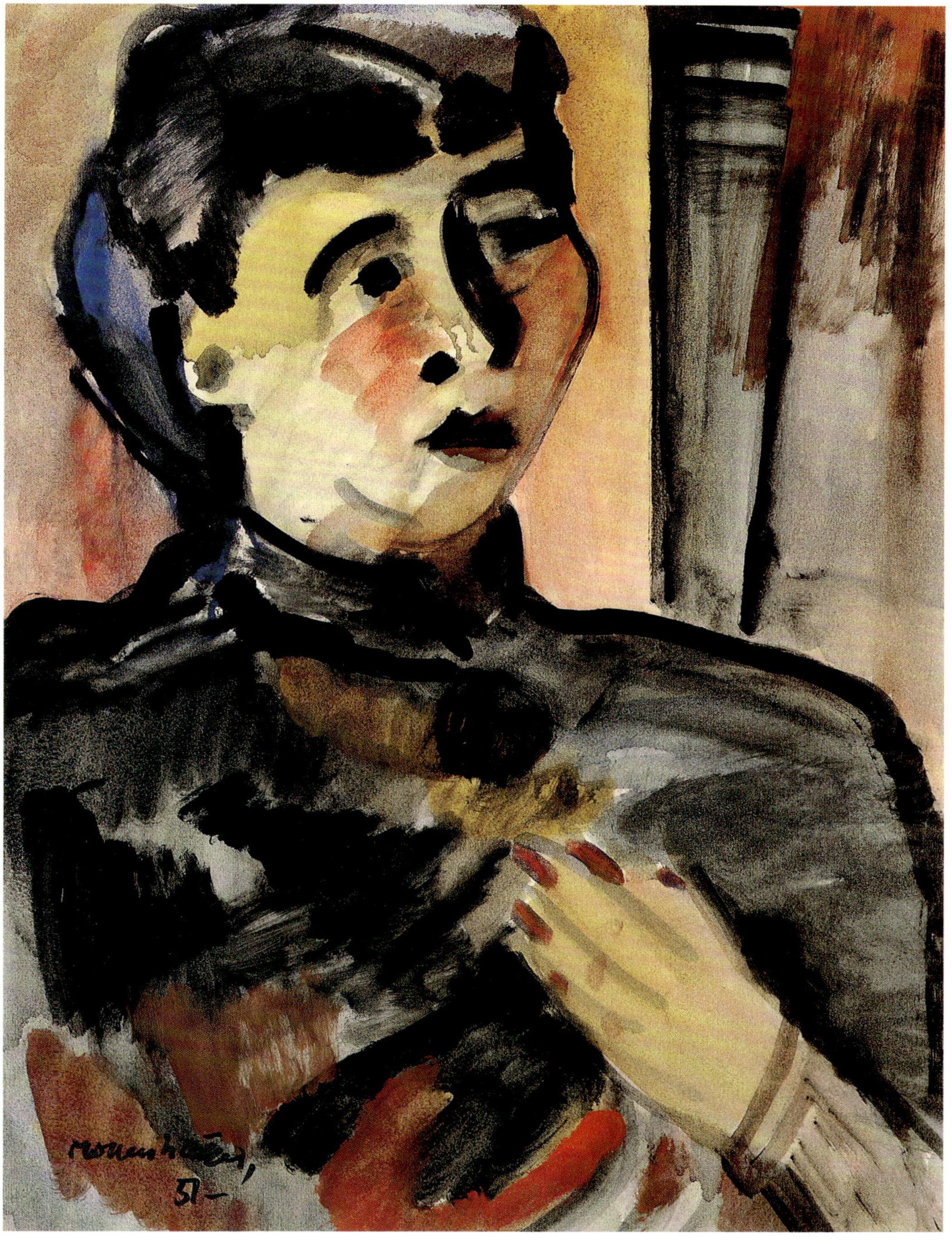

12
LES ROCHES
BLANCHES –
TRÉBOUL
1951

Öl auf Leinwand
70 x 85 cm
Signiert unten links:
Mollenhauer,
nicht datiert

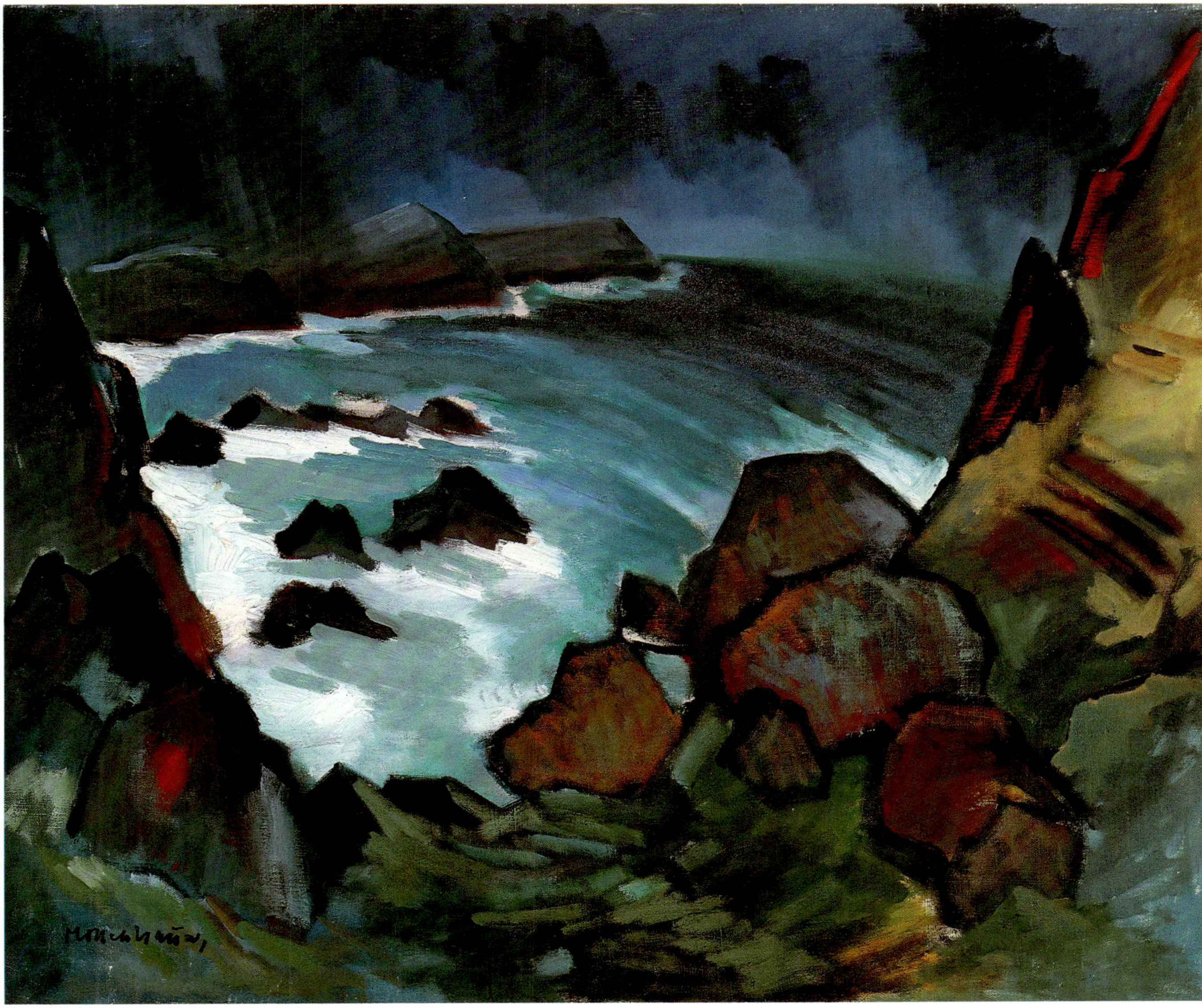

13
AM HALTERER SEE
1951

Öl auf Leinwand
63 x 71 cm
Signiert oben rechts:
Mollenhauer,
nicht datiert
Aus Privatbesitz für die
Nachlaßsammlung erworben

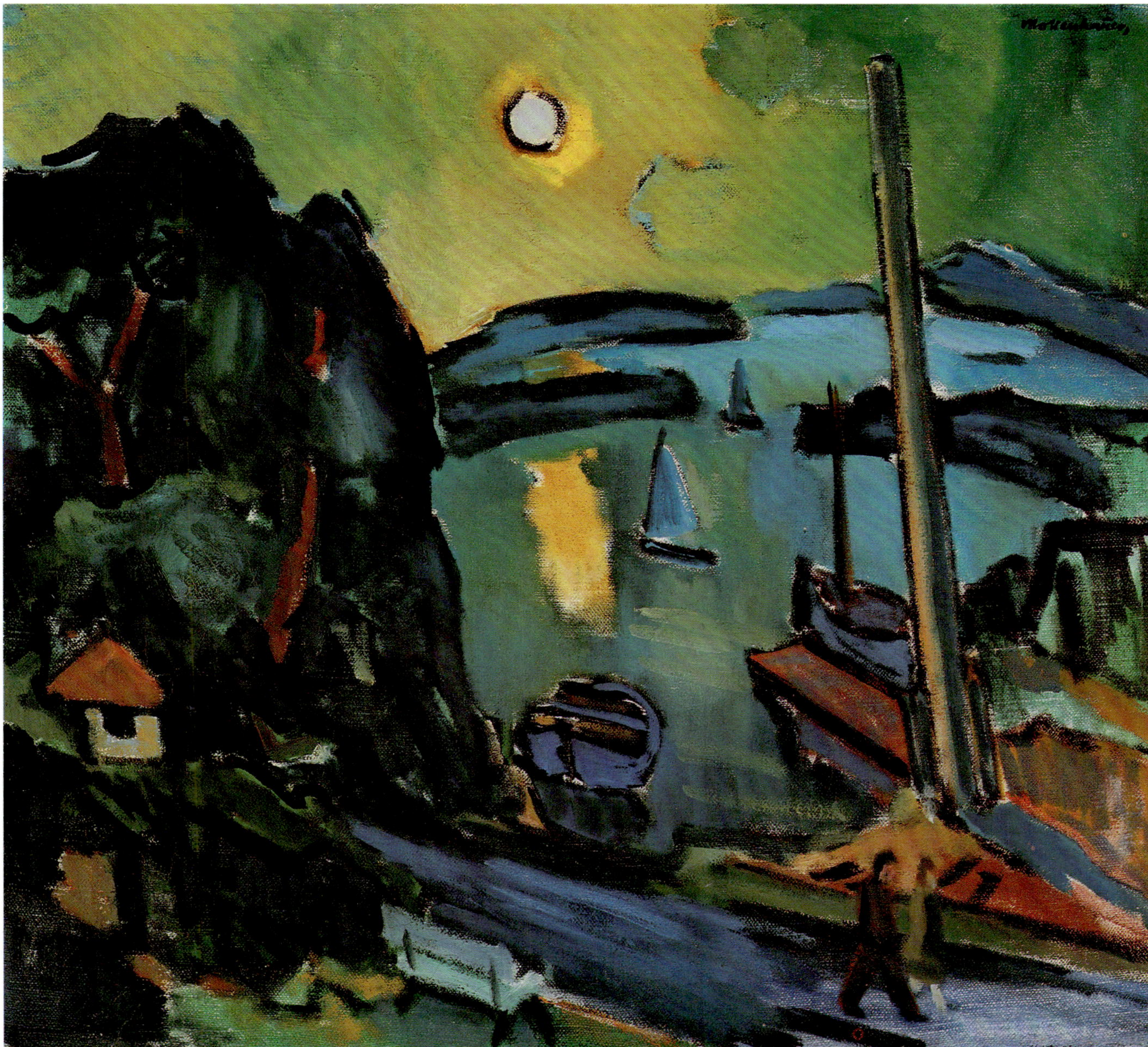

14
RETTUNGSHAUS
UNTER GELBER
SONNE
um 1951

Öl auf Leinwand
75 x 90 cm
Signiert oben rechts:
Mollenhauer,
nicht datiert

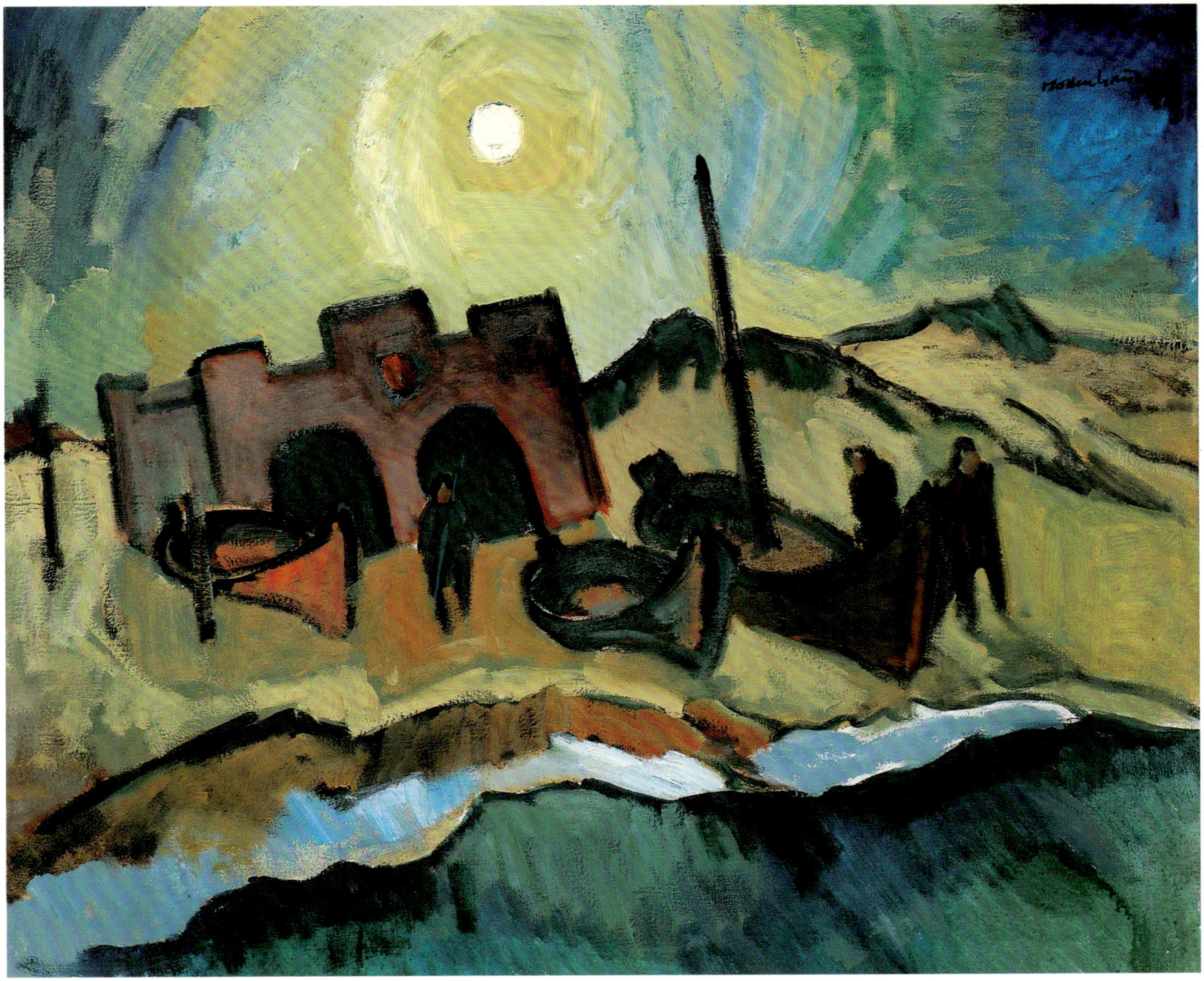

15
BLUMENSTRAUSS AUF
WEISSEM TELLER
1953

Öl auf Leinwand
85 x 70 cm
Signiert und datiert oben
rechts: Mollenhauer, 53 –

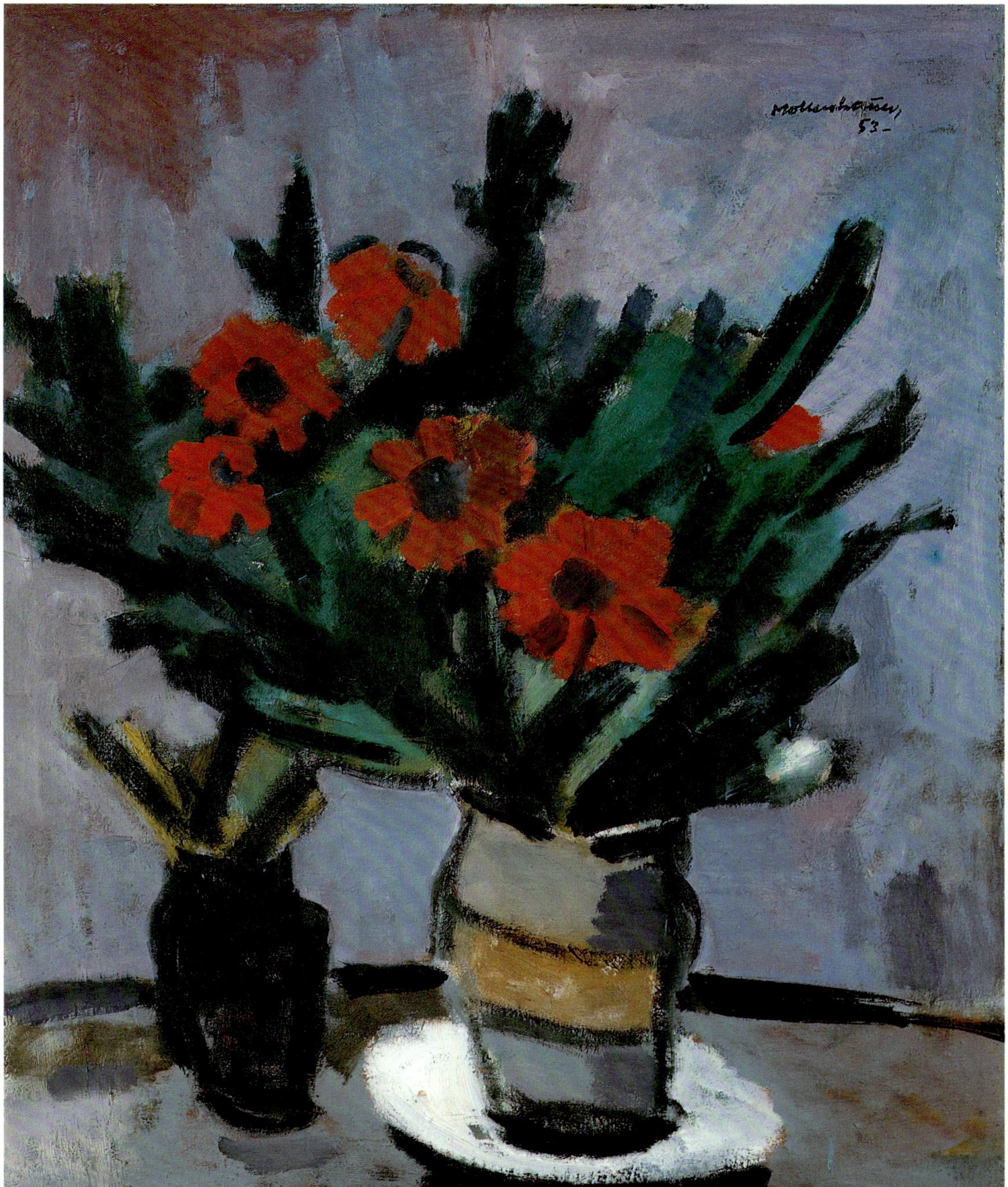

16
STURM AM MEER
1953

Öl auf Leinwand
75 x 100 cm
Signiert und datiert unten
rechts, zur Mitte eingerückt:
Mollenhauer, 53 –

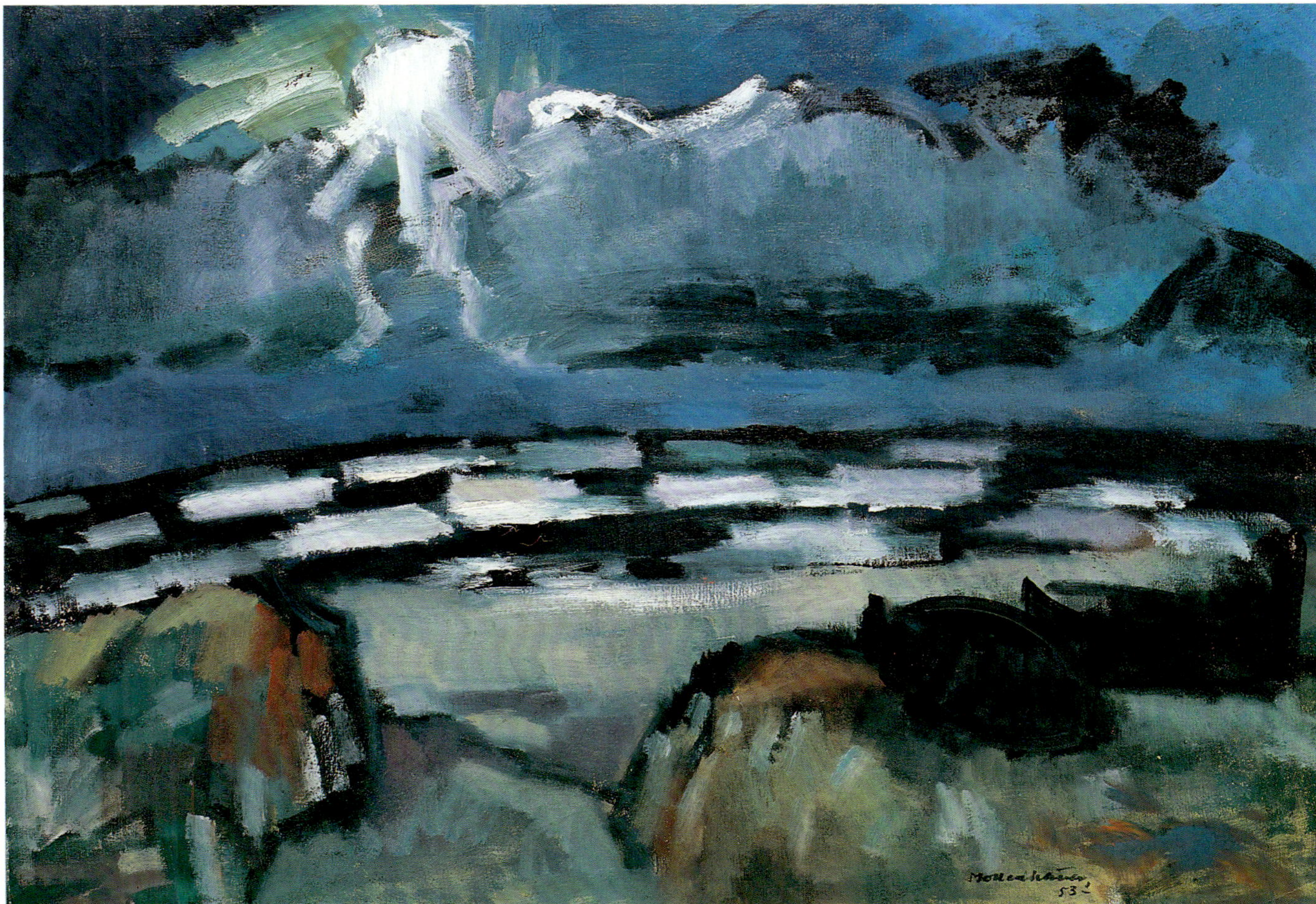

17
SCHWARZE WOGE
1954

Öl auf Leinwand
70 x 85 cm
Signiert und datiert unten
rechts: Mollenhauer, 1954 –

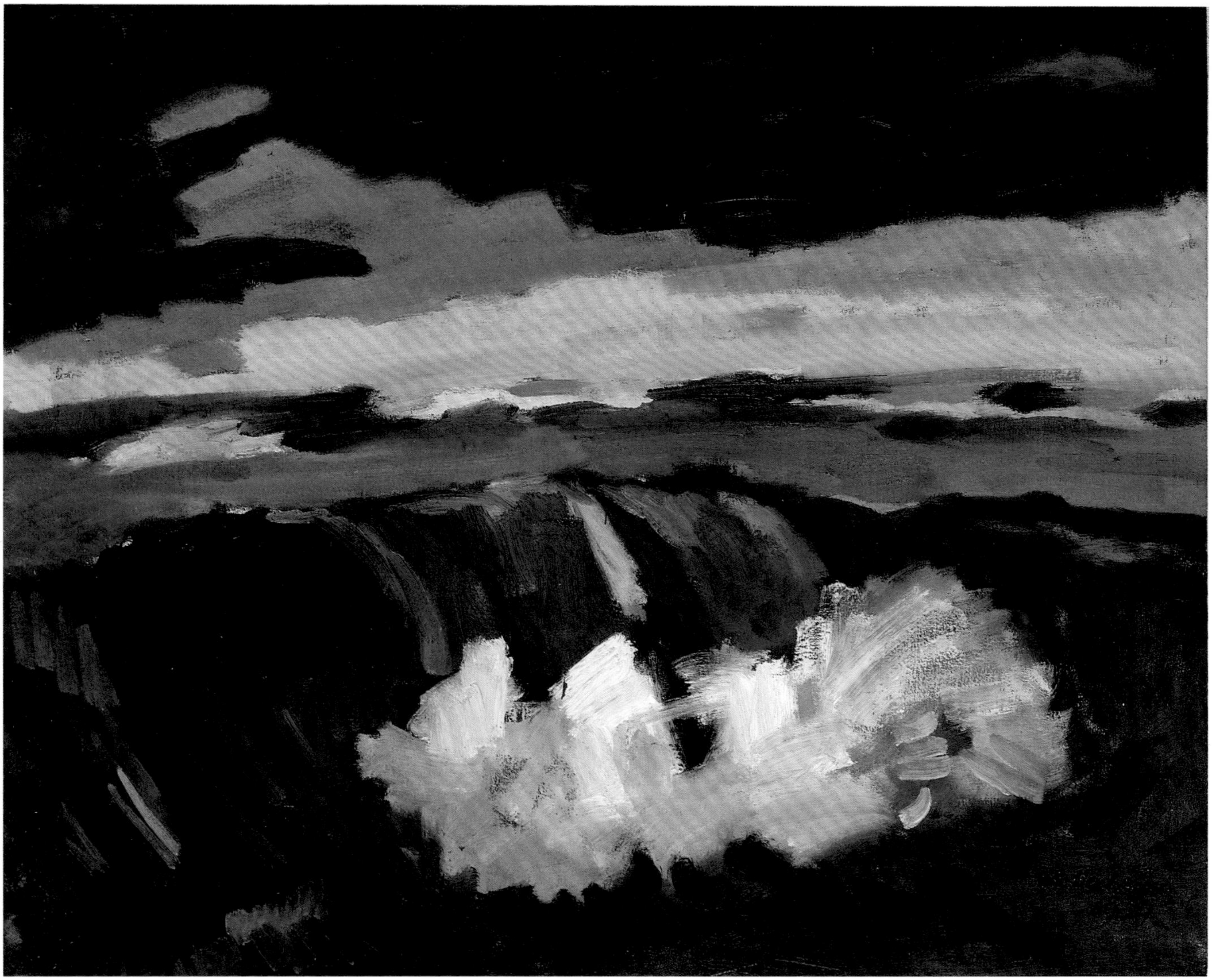

18
GEBIRGSWEG BEI
SCHLIERSEE
1955

Öl auf Papier
46,5 x 60 cm
Signiert und datiert unten
links: Mollenhauer, 55 –

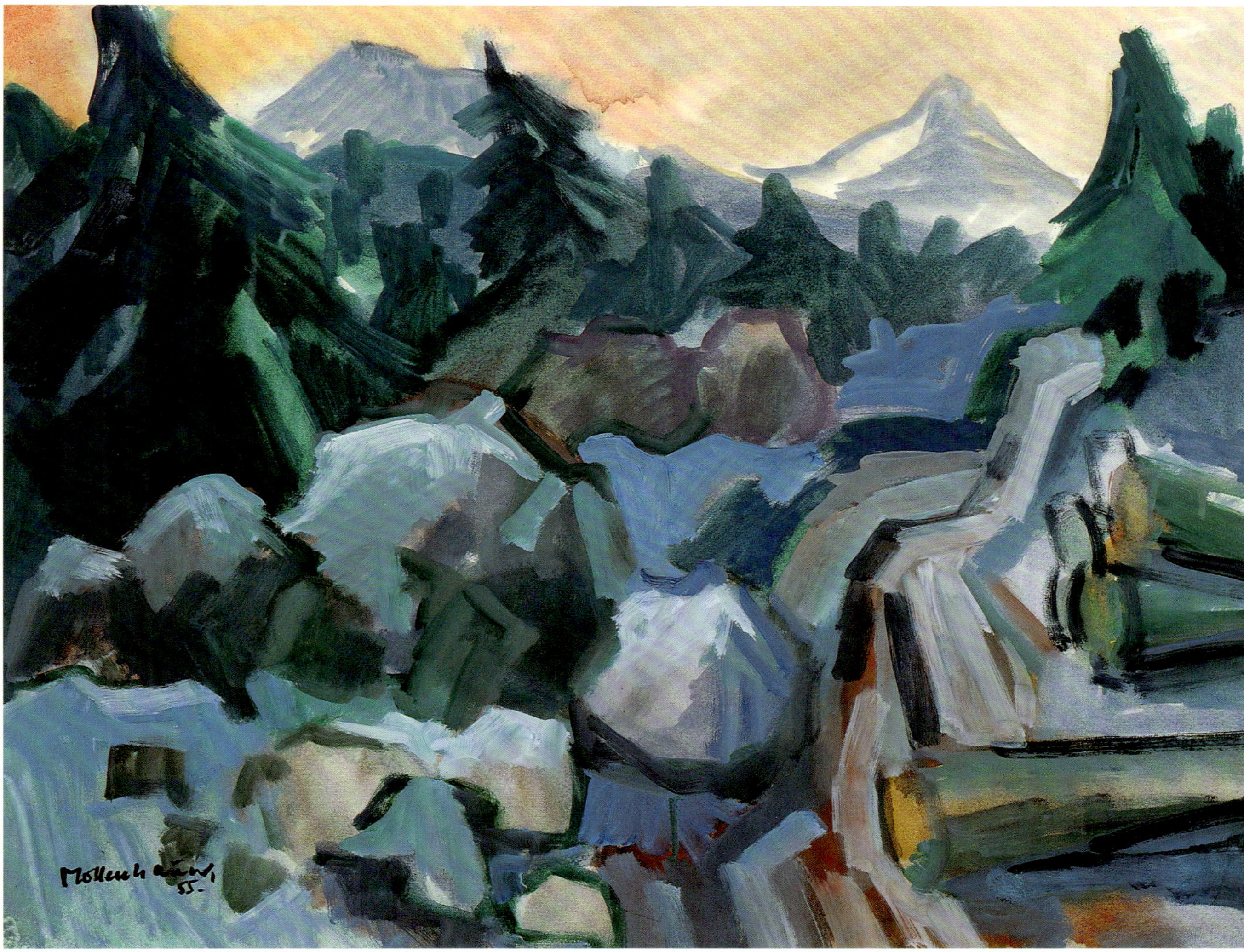

19
AM MEER I
1955

Öl auf Leinwand
65 x 80 cm
Signiert und datiert oben links:
Mollenhauer, 55 –

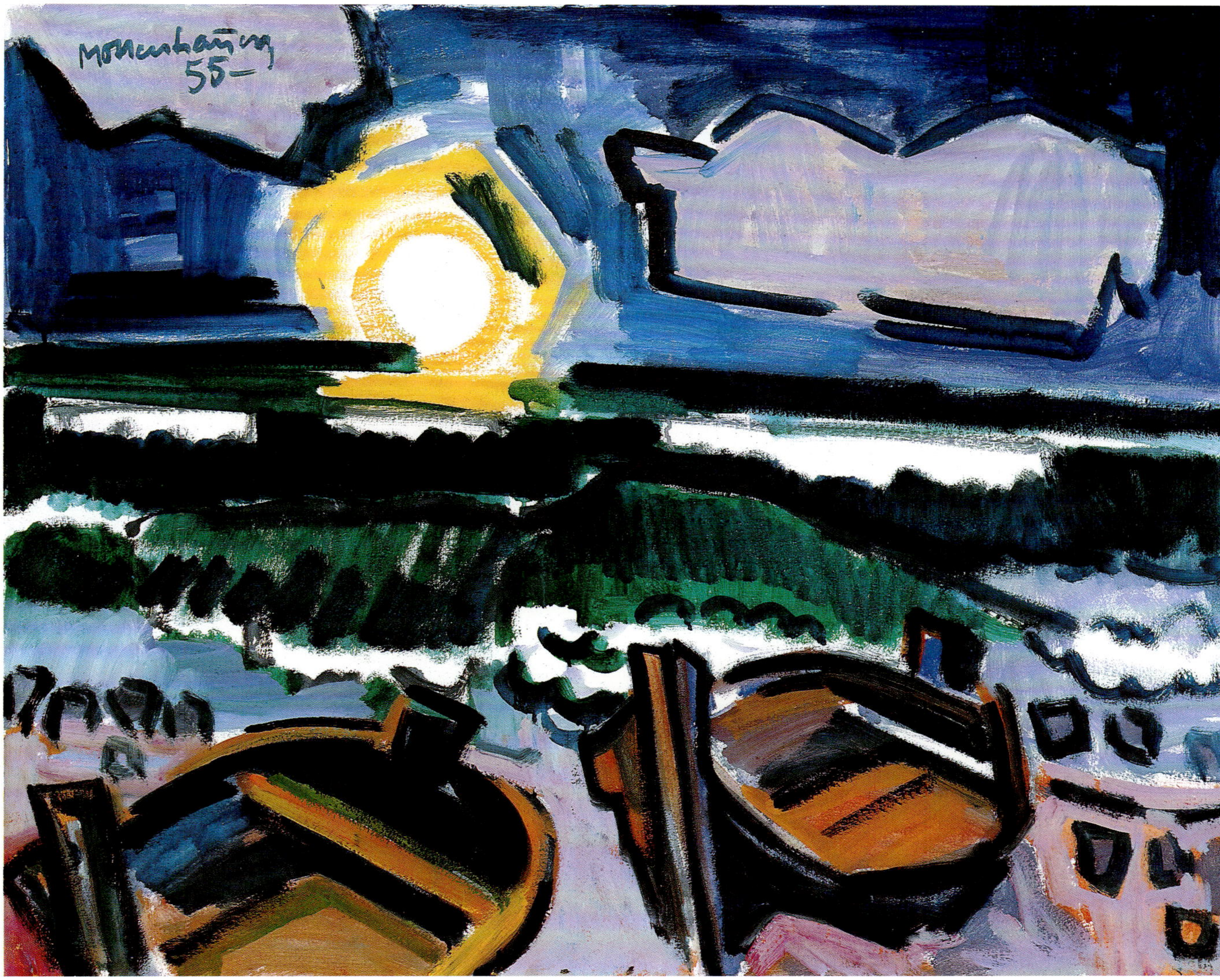
Mollenhauer
55

20
MORGEN AM KANAL
1955

Öl auf Leinwand
65 x 80 cm
Signiert und datiert oben
rechts: Mollenhauer, 55 –

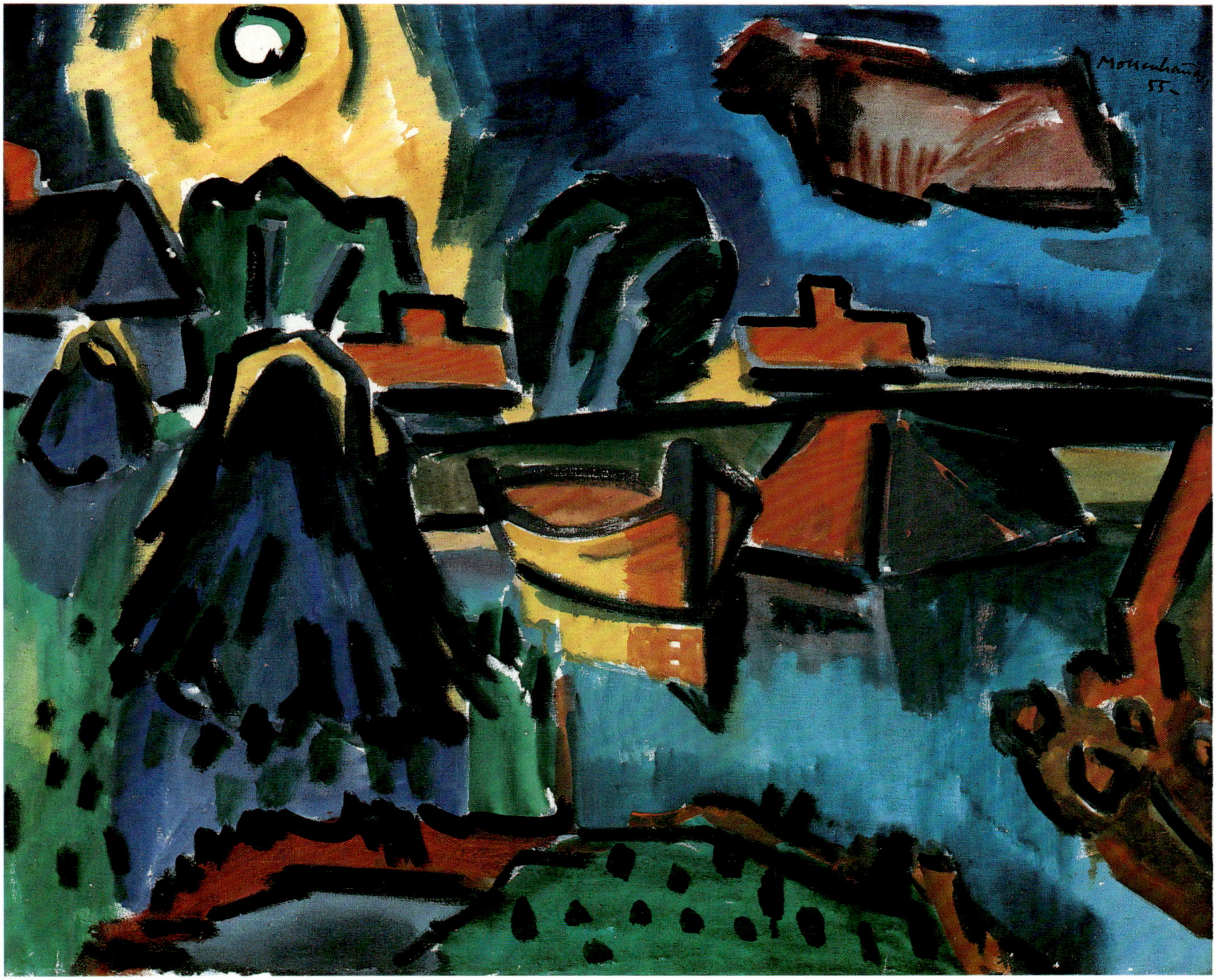

21
BILDNIS EINES
JUNGEN MANNES
1957

Öl auf Papier
61,5 x 47 cm
Signiert und datiert oben
rechts: Mollenhauer, 57 –

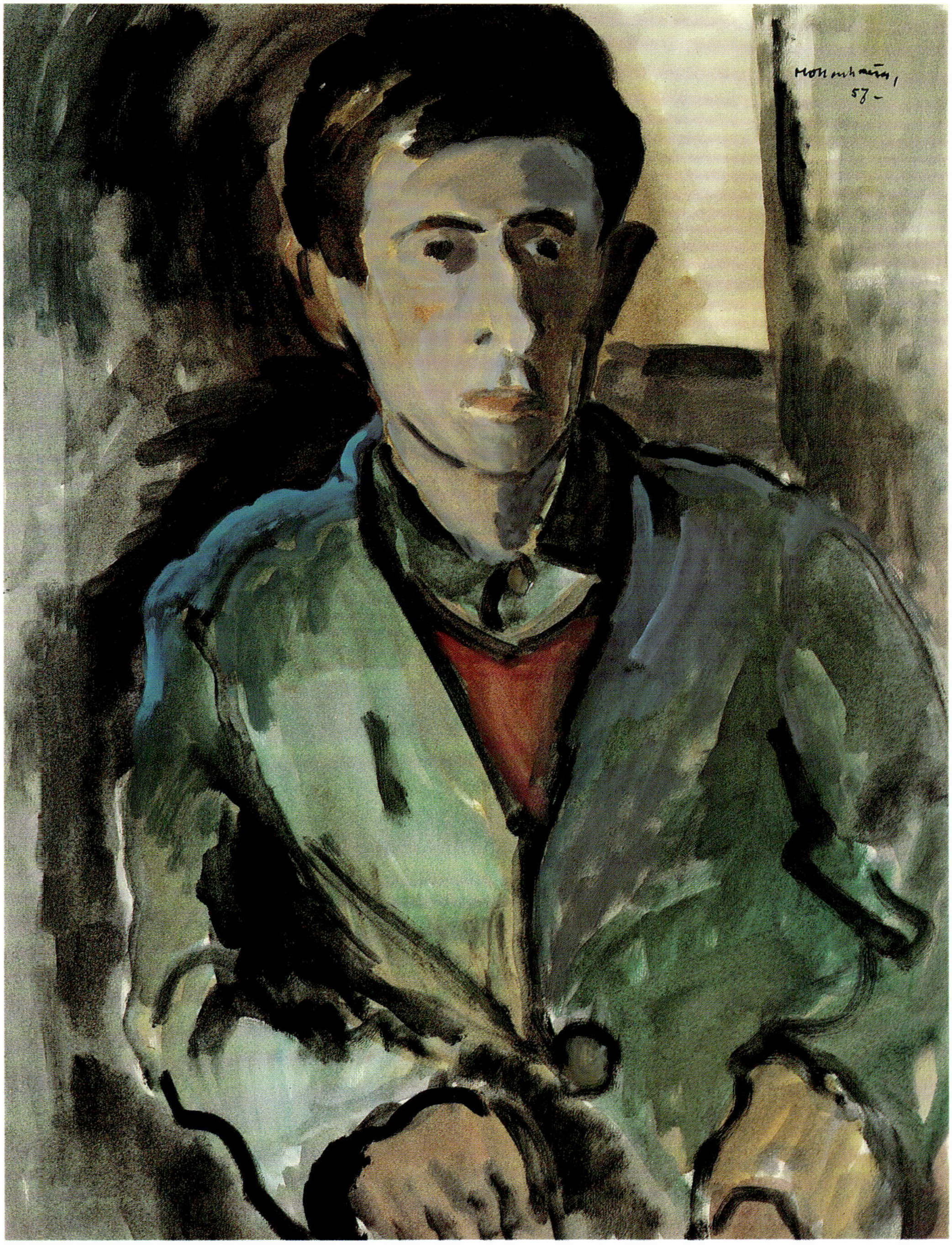

22
GARTEN IN KEITUM II
1957

Öl auf Leinwand
70 x 75 cm
Signiert und datiert unten
rechts: Mollenhauer, 57 –

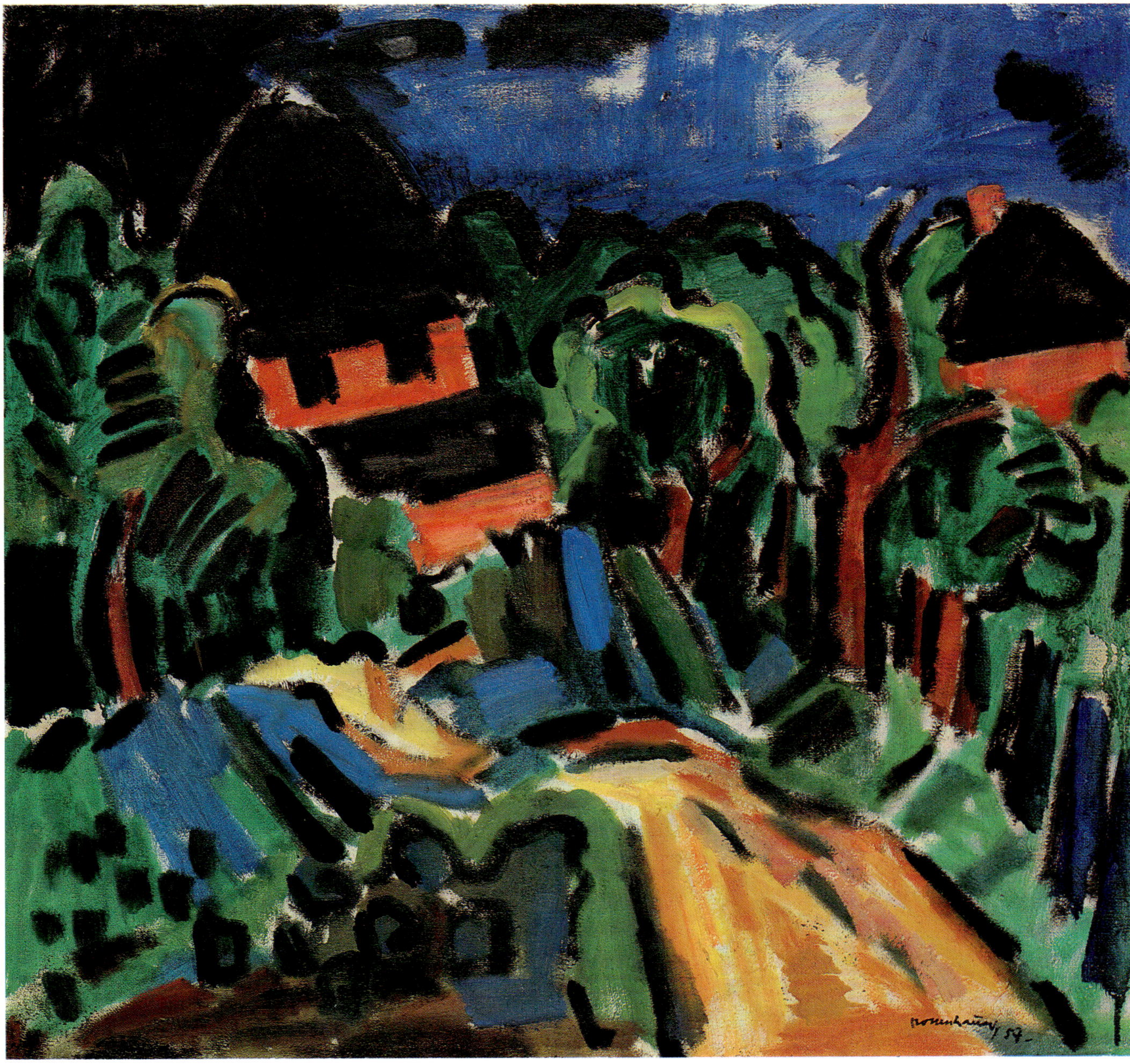

23
KLIFF AN DER
NORDSEE
1958

Öl auf Leinwand
70 x 85 cm
Signiert und datiert unten
links: Mollenhauer, 58 –

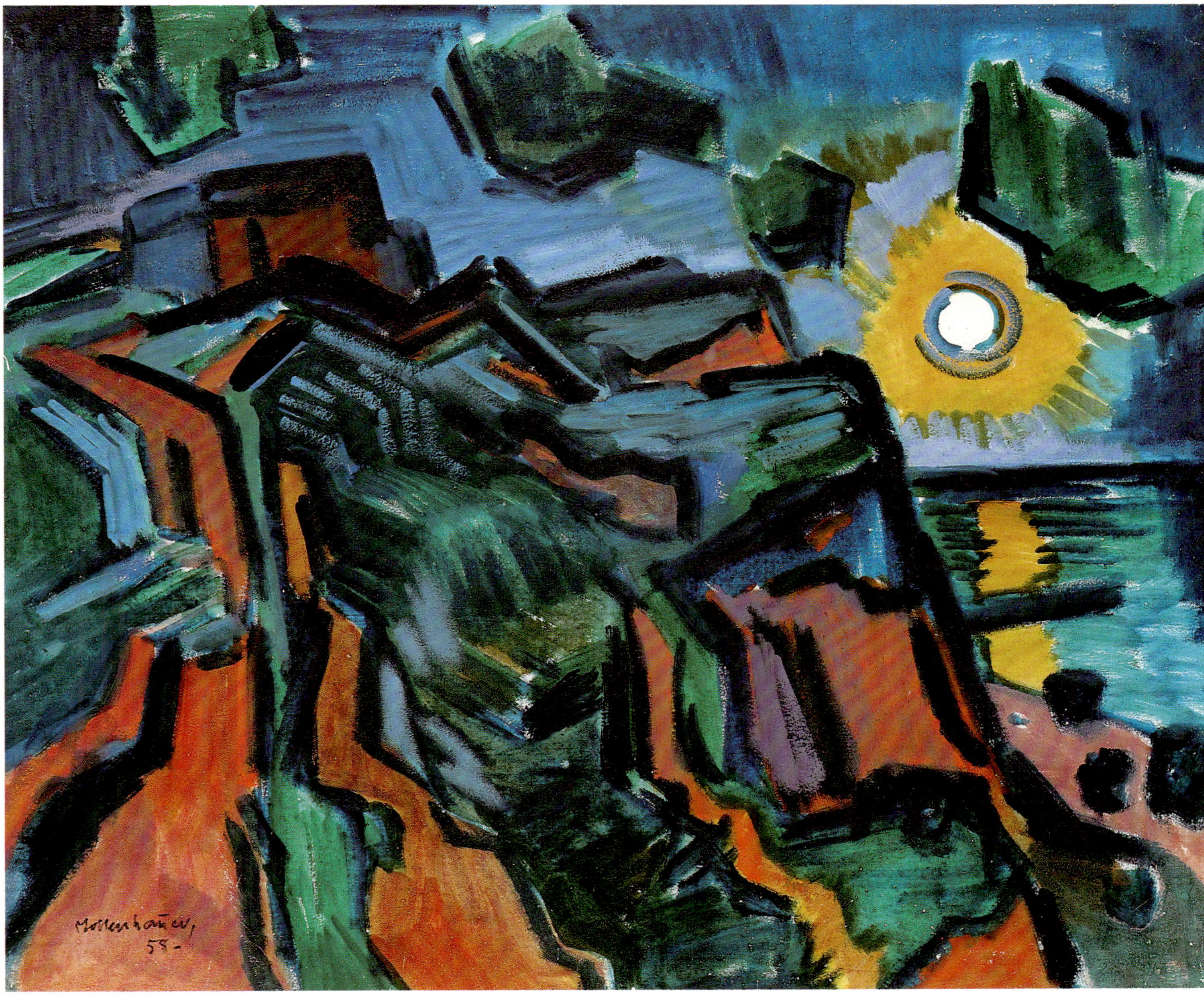

24
ROTE SONNE ÜBER
KEITUM
1958

Öl auf Leinwand
70 x 85 cm
Signiert und datiert unten
rechts: Mollenhauer, 58 –

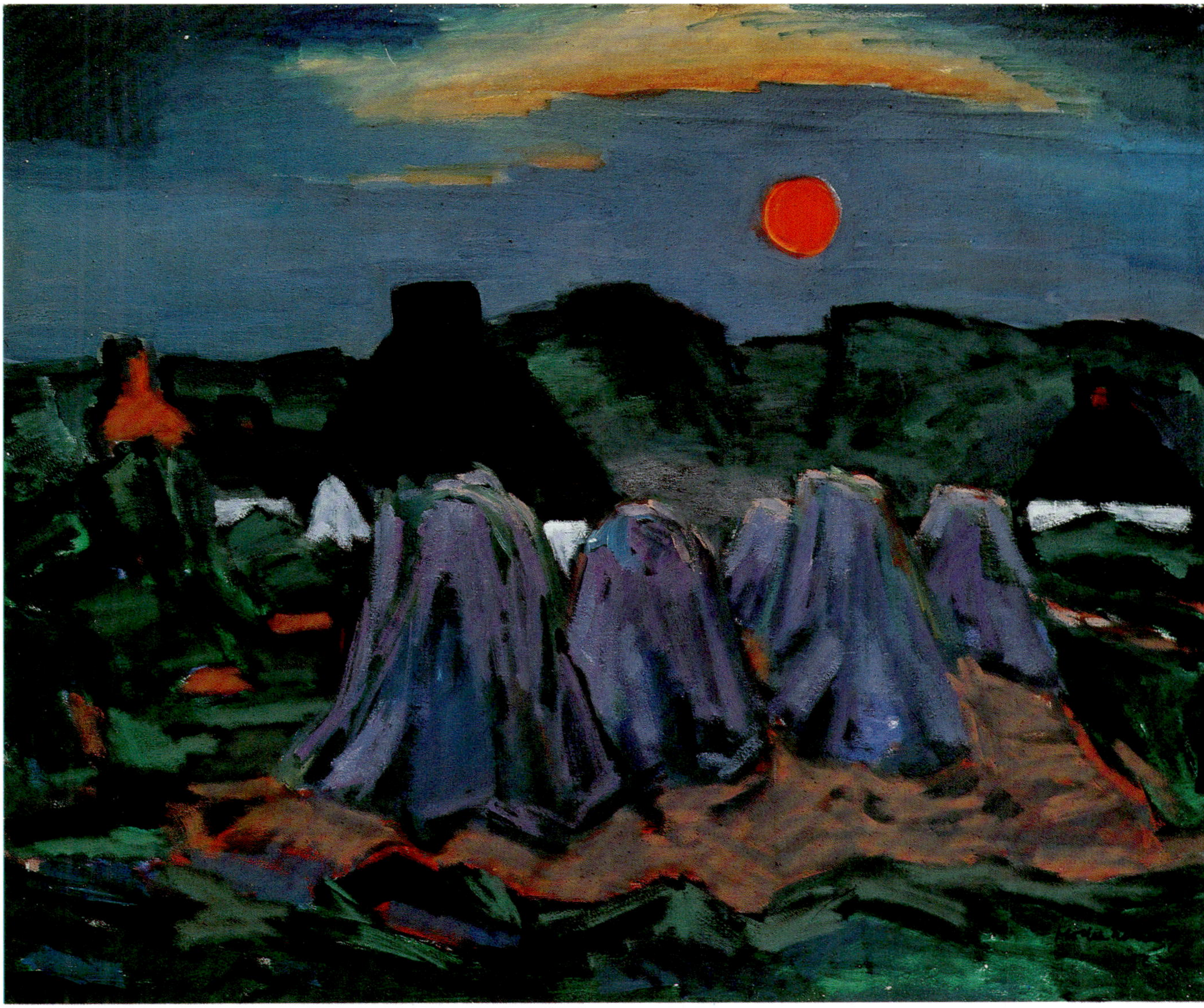

25

ABEND ÜBER KEITUM
MIT BLAUEN WOLKEN

1958

Öl auf Leinwand
65 x 80 cm
Signiert und datiert unten
links: Mollenhauer, 58 –

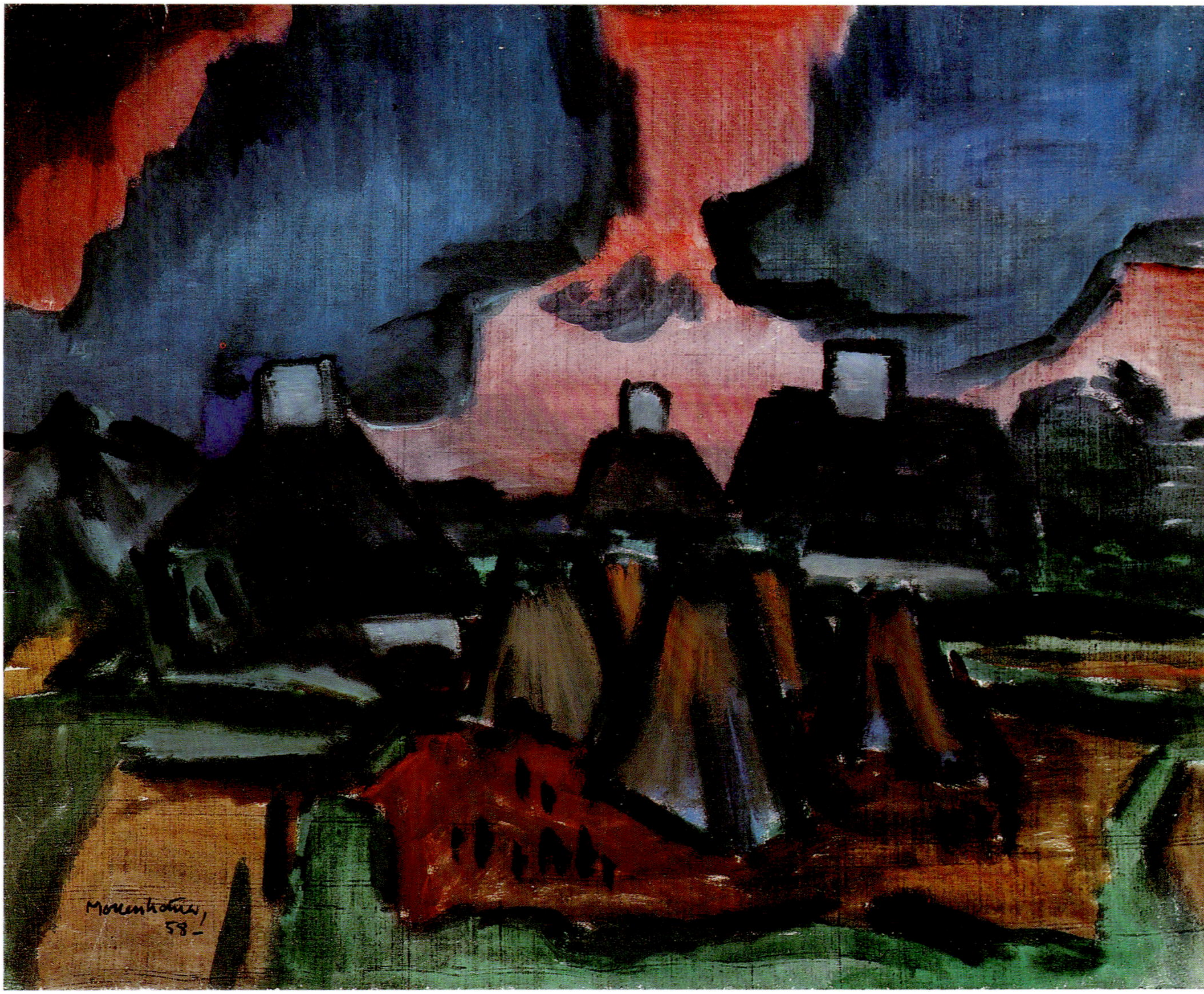

26
LANDSCHAFT AUF SYLT
1958

Öl auf Leinwand
70 x 85 cm
Signiert und datiert unten rechts: Mollenhauer, 58 –

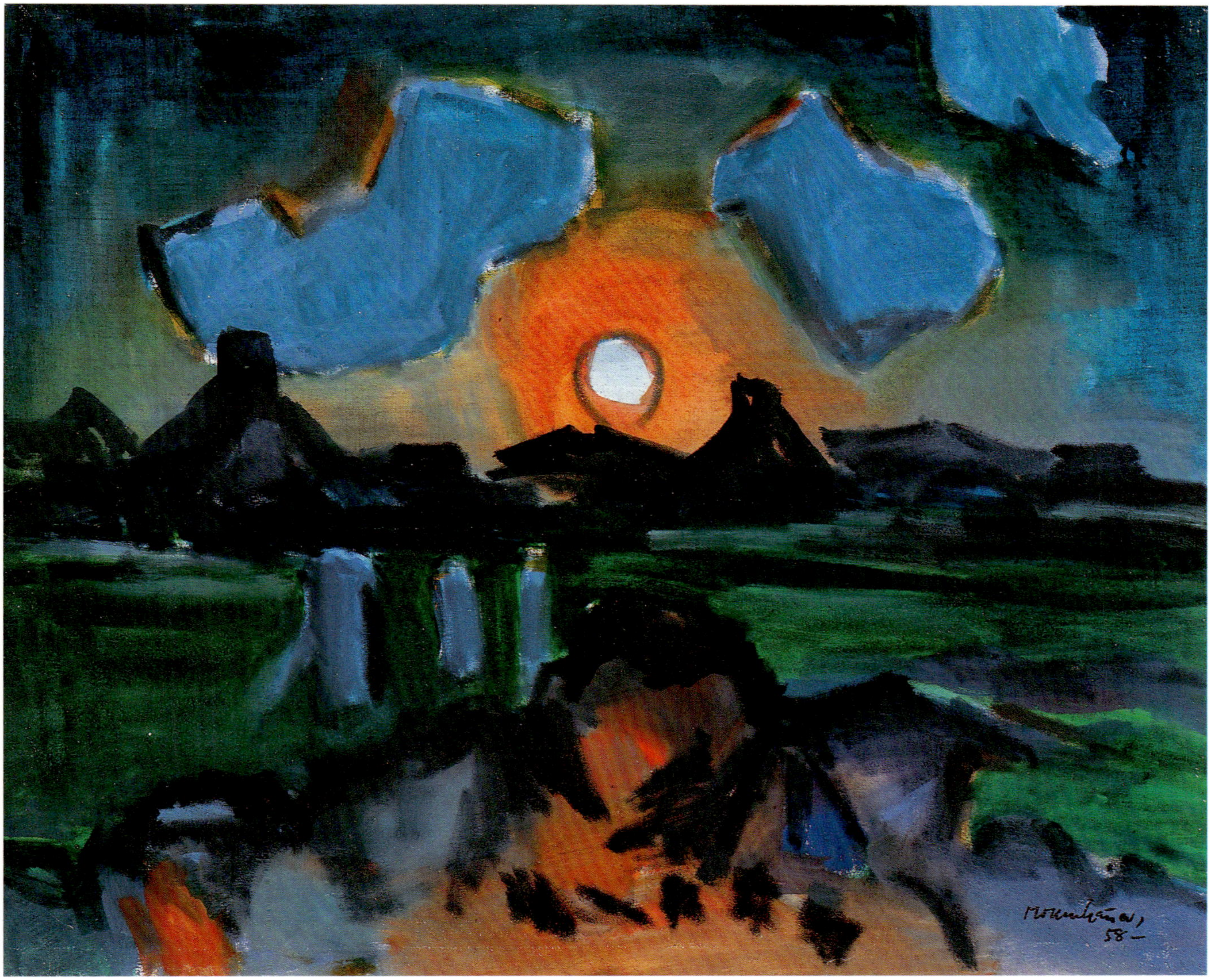

27
SCHLOSS IN
STUTTGART
1959

Öl auf Leinwand
75 x 95 cm
Nicht signiert und nicht datiert

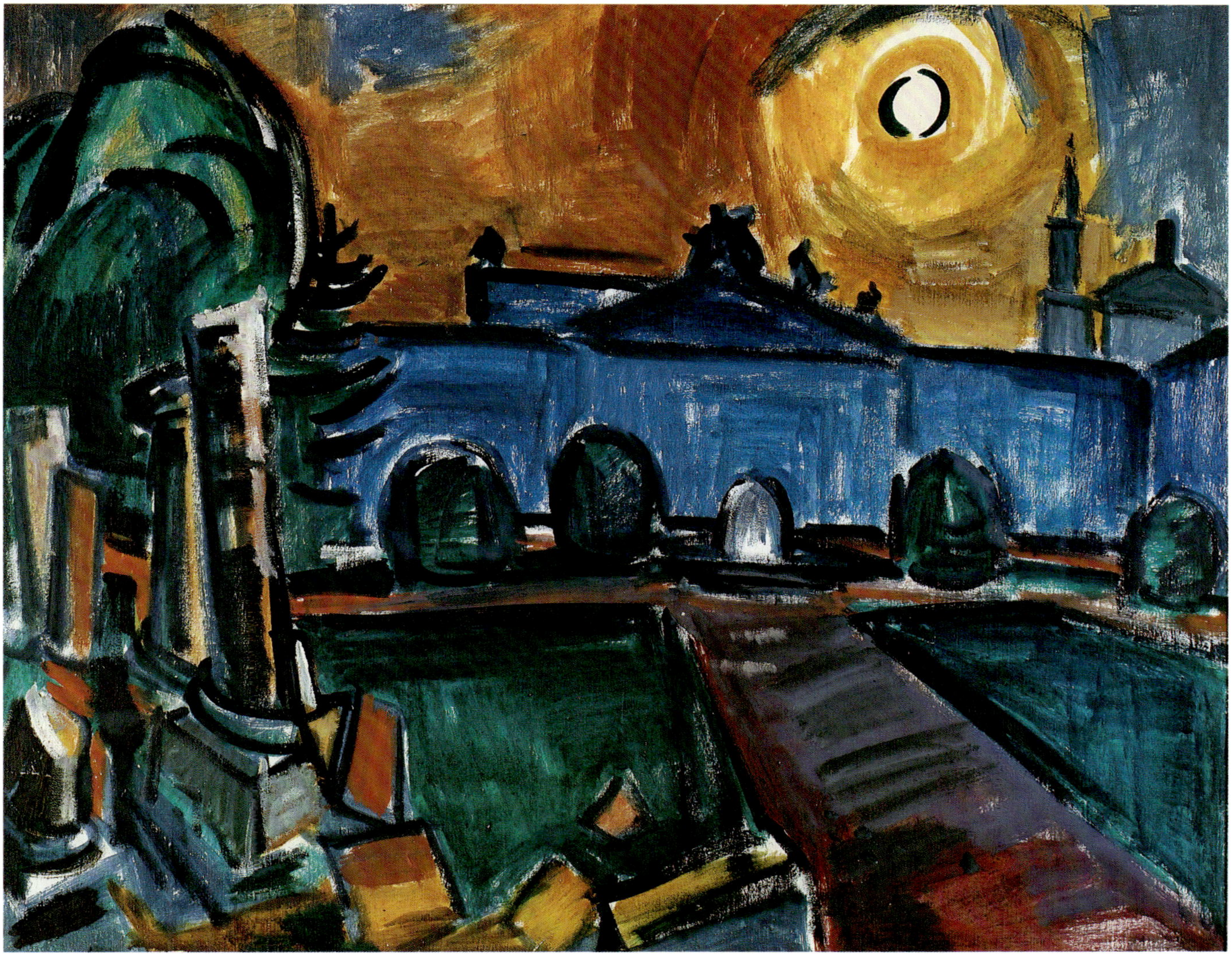

28
GARTENWEG
1959

Öl auf Leinwand
65 x 80 cm
Signiert und datiert unten
links: Mollenhauer, 59 –

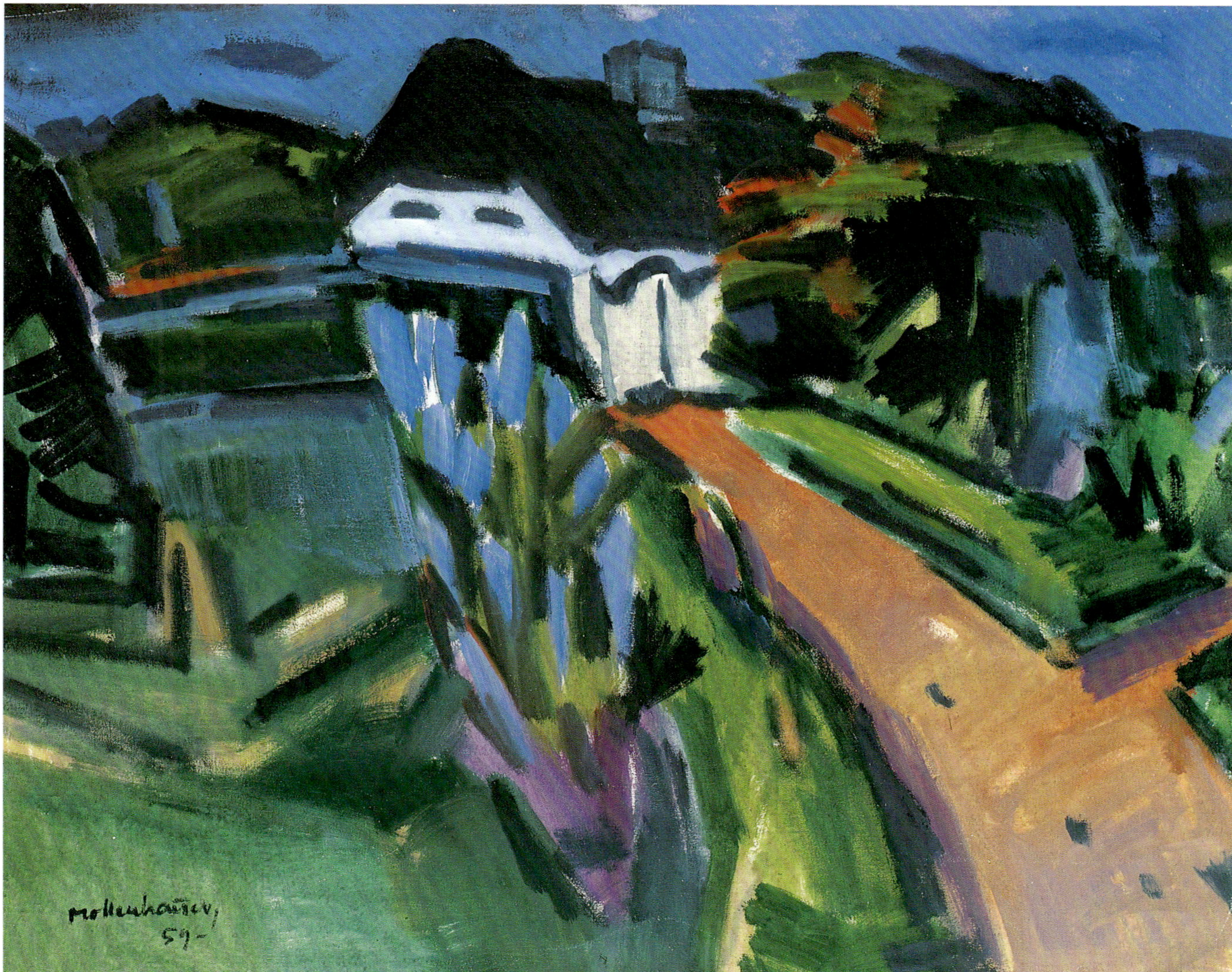
Mollenhauer, 59

29
DER LEUCHTTURM
1959

Öl auf Leinwand
80 x 65 cm
Signiert und datiert unten
rechts: Mollenhauer, 59 –

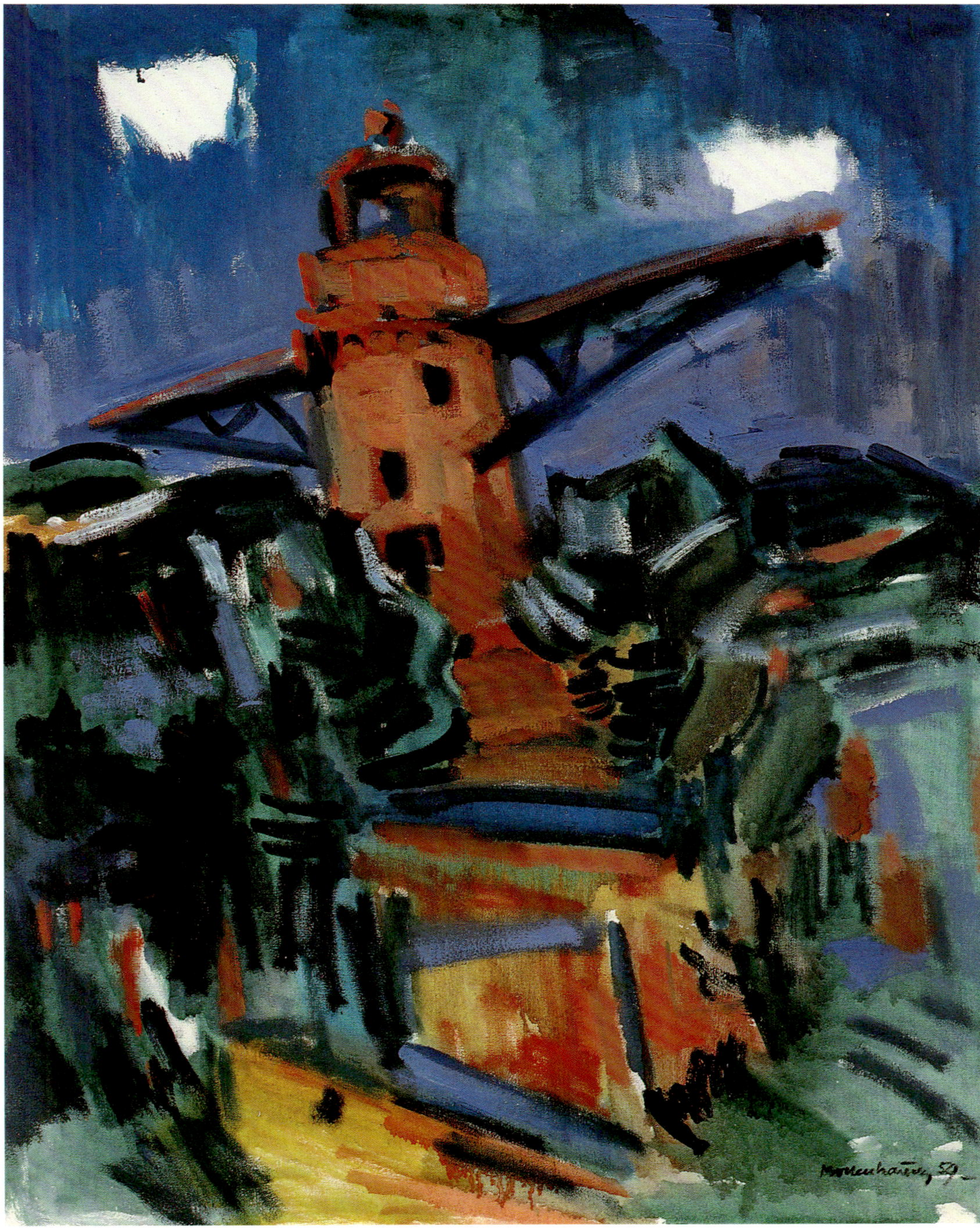

30
BILDNIS VOR GELBER WAND
1960

Öl auf Leinwand
80 x 65 cm
Signiert und datiert unten links: Mollenhauer, 60 –

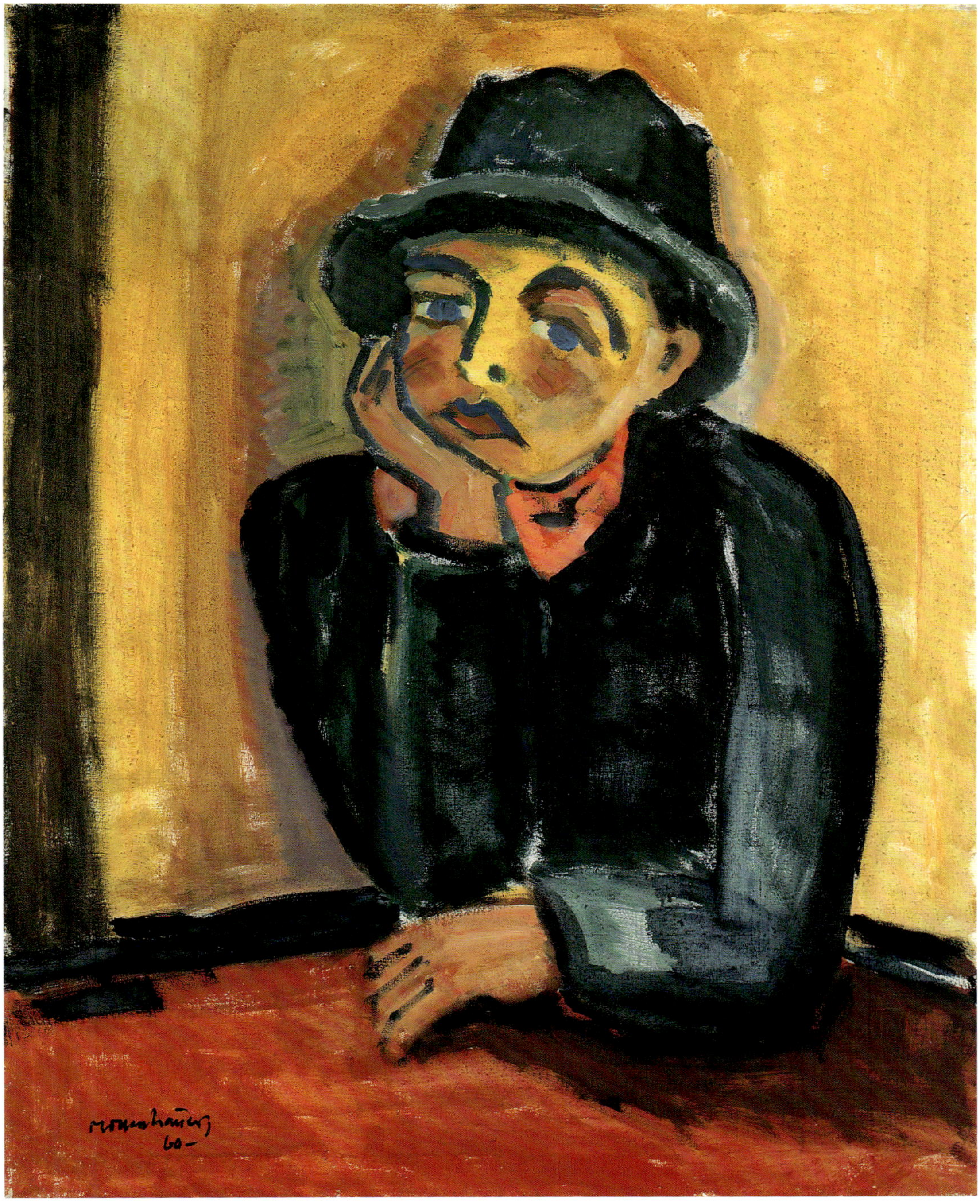

31
SCHALE MIT OBST
um 1960

Öl auf Papier
46,5 x 61,2 cm
Signiert oben rechts:
Mollenhauer,
nicht datiert

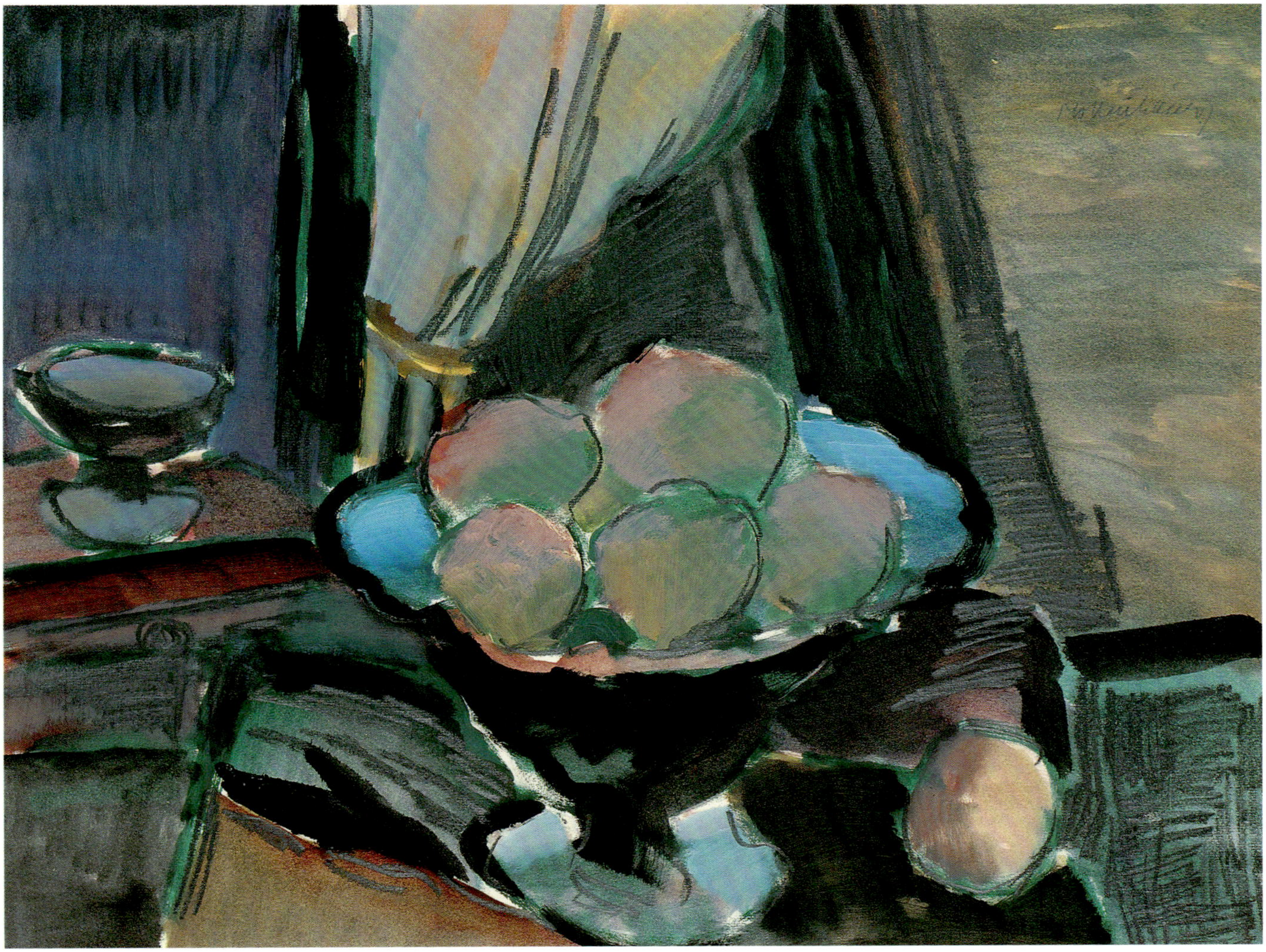

32
LANDSCHAFT IN KEITUM
1960

Öl auf Leinwand
65 x 80 cm
Signiert und datiert oben rechts: Mollenhauer, 1960 –

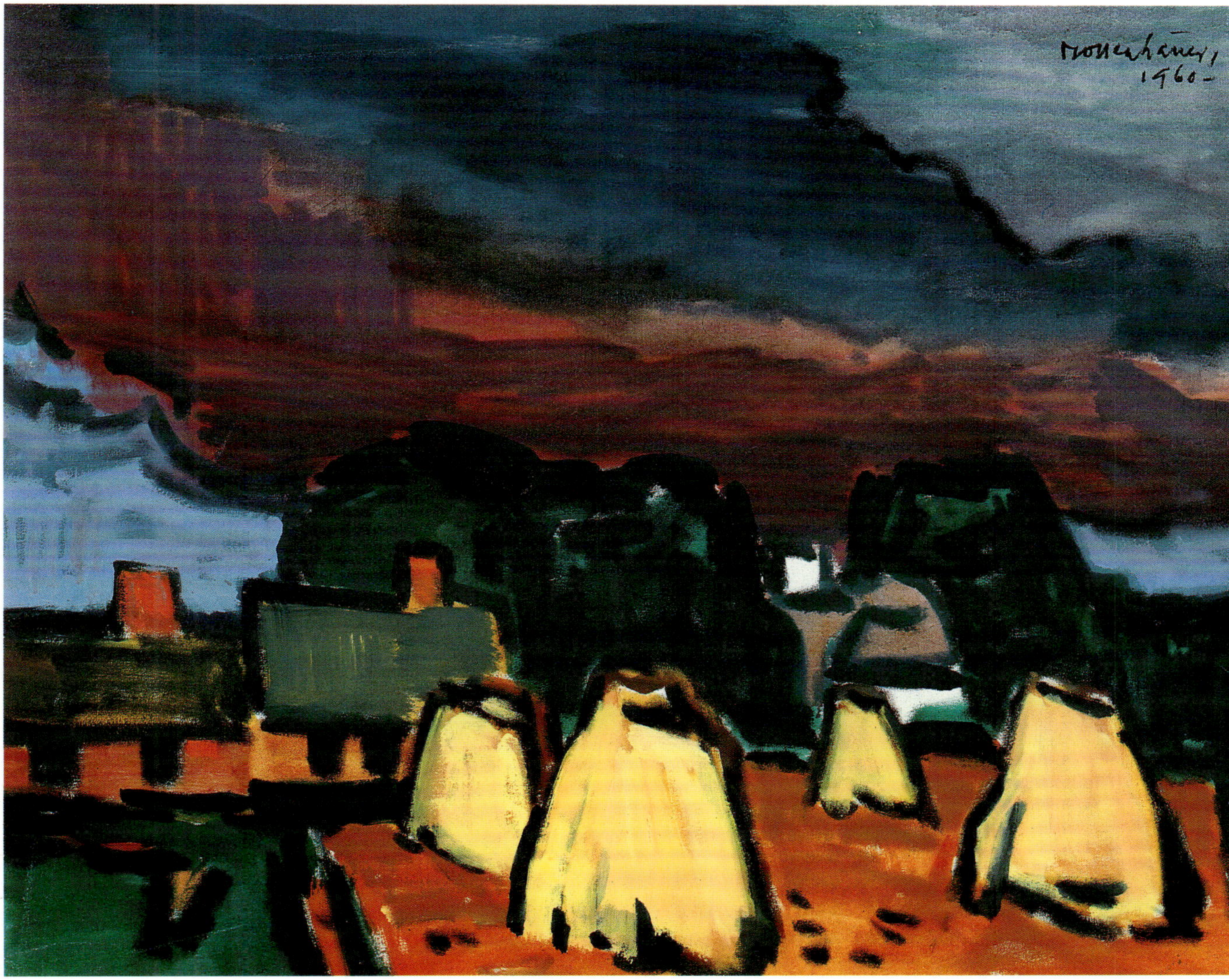

33
BLUMENSTILLEBEN MIT
MOHN
1960

Öl auf Leinwand
80 x 65 cm
Signiert und datiert unten
rechts: Mollenhauer, 60 –

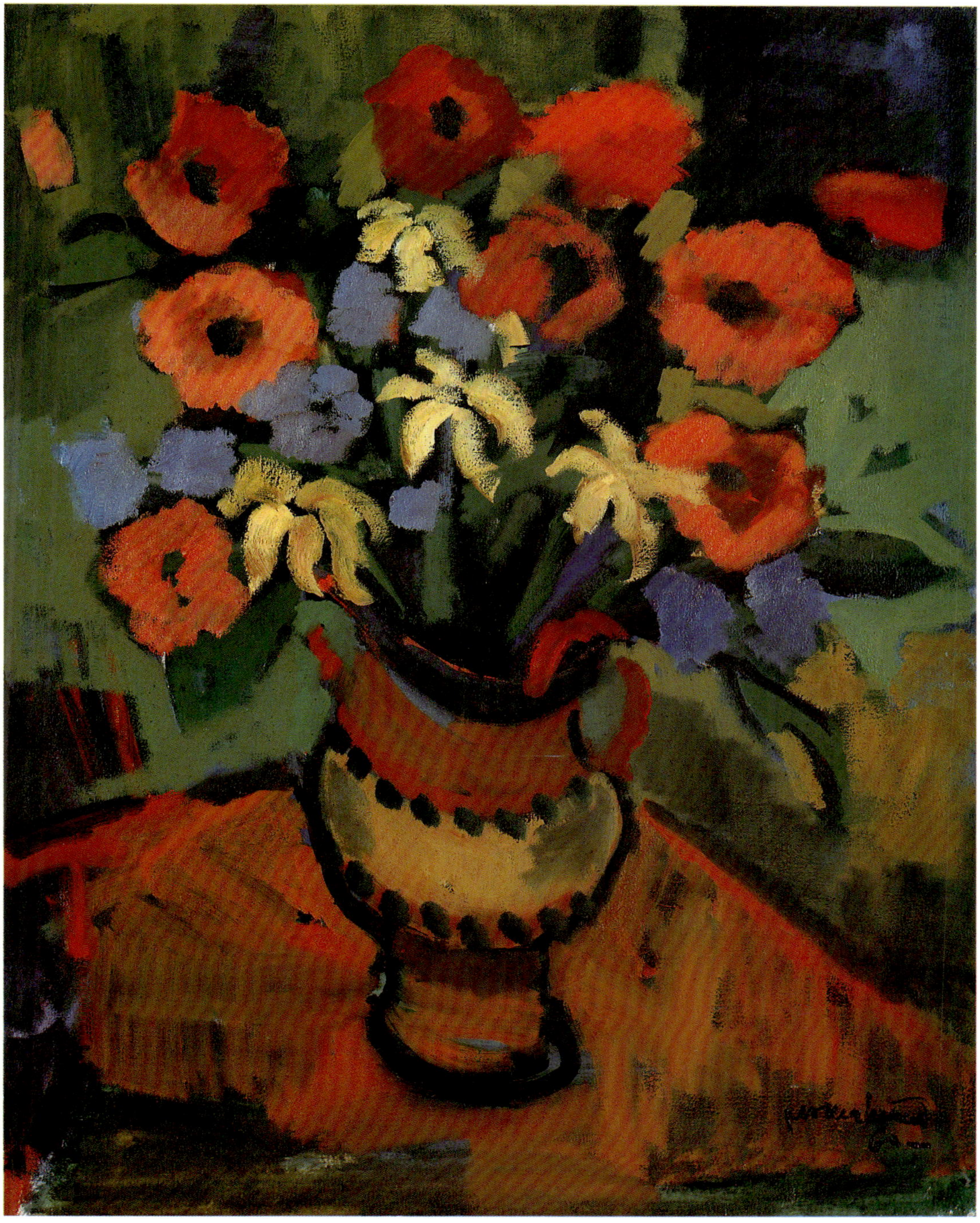

34
STILLEBEN AUF
ROTEM TISCH
1960

Öl auf Leinwand
50 x 66,5 cm
Signiert und datiert unten
links: Mollenhauer, 60 –

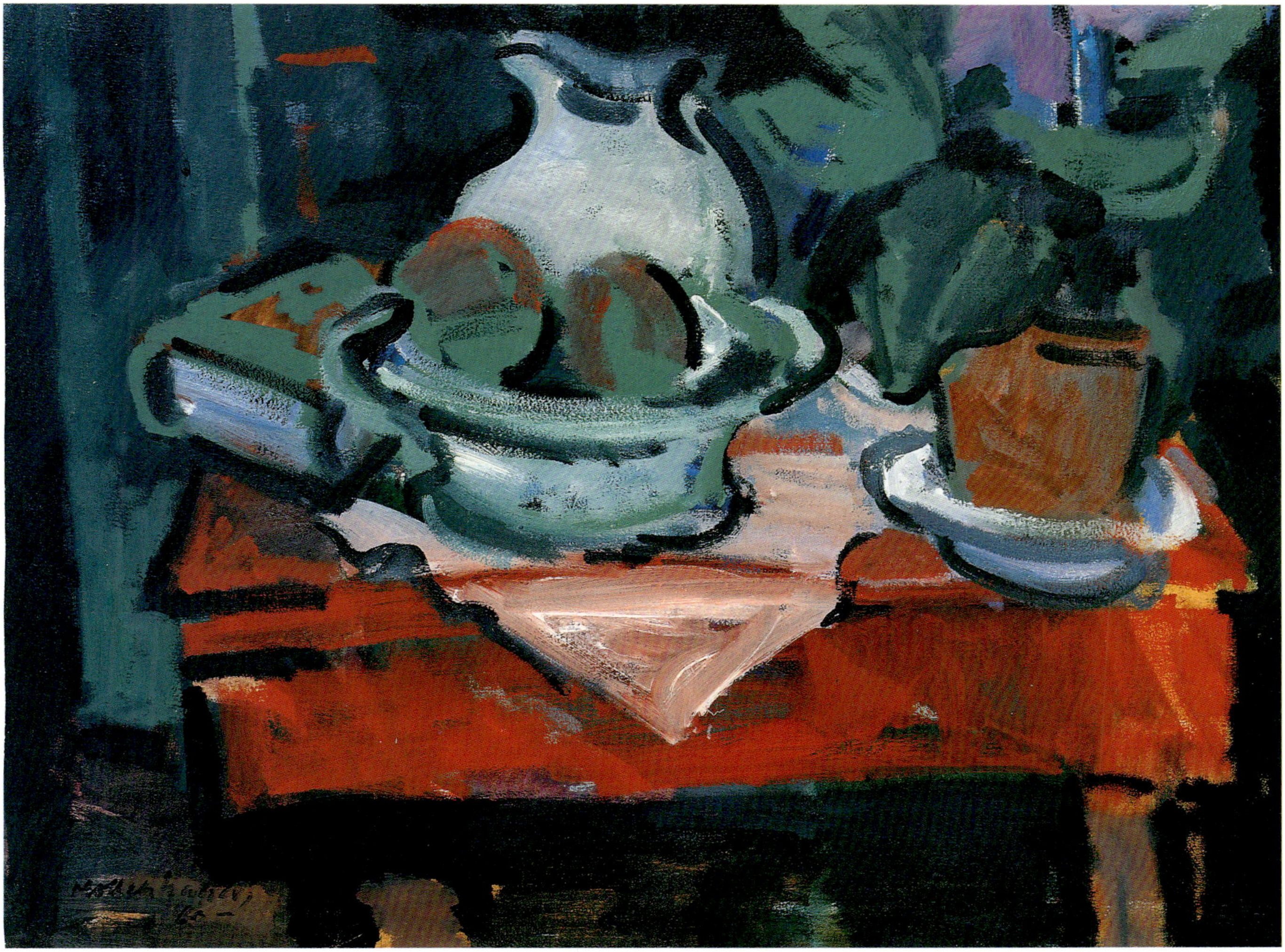

35
ZWISCHEN DEN
BUHNEN
1961

Öl auf Leinwand
65 x 80 cm
Signiert und datiert unten
links: Mollenhauer, 61 –

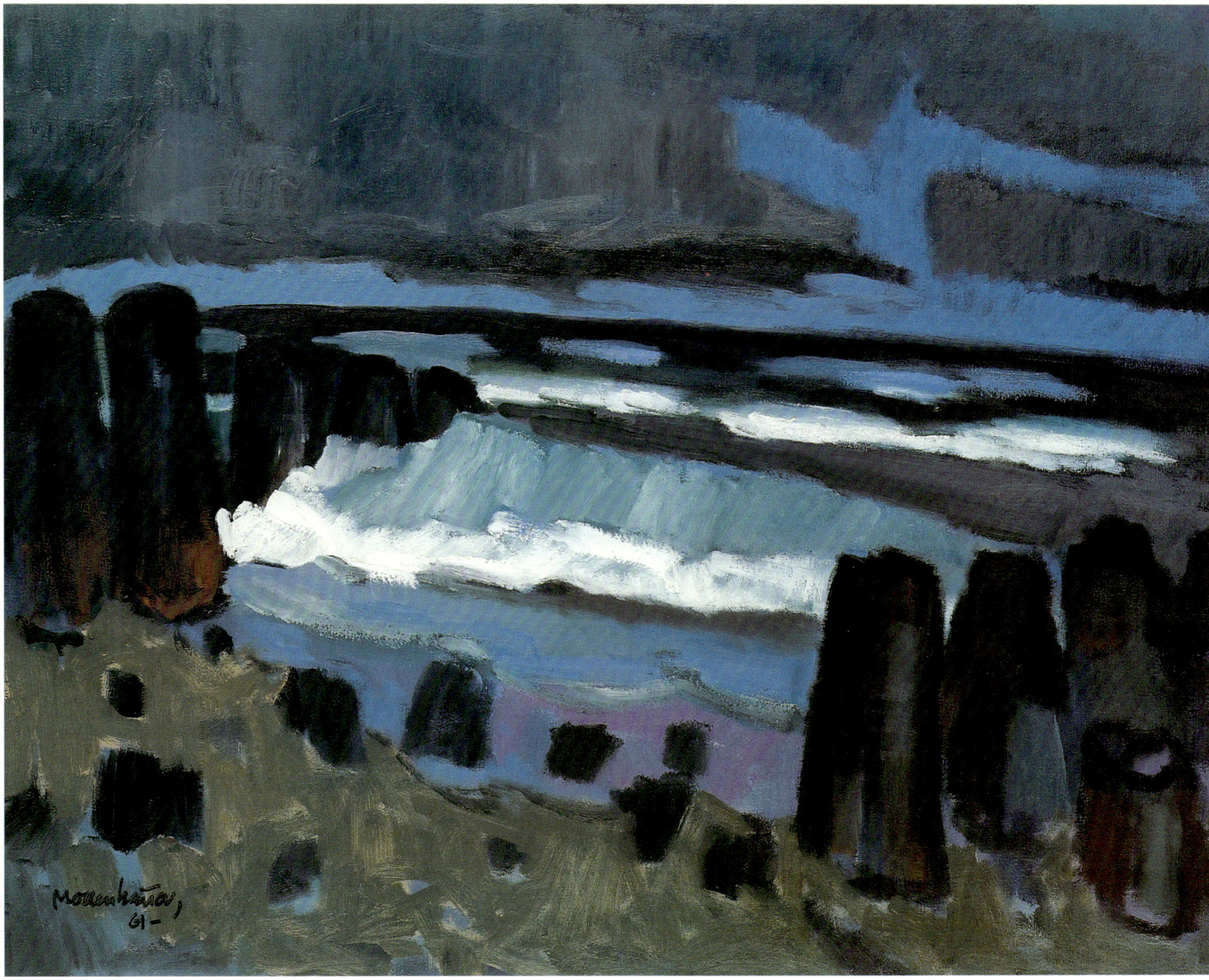

36
FRIESENHAUS
1961

Öl auf Leinwand
70 x 85 cm
Signiert und datiert unten
links: Mollenhauer, 61 –

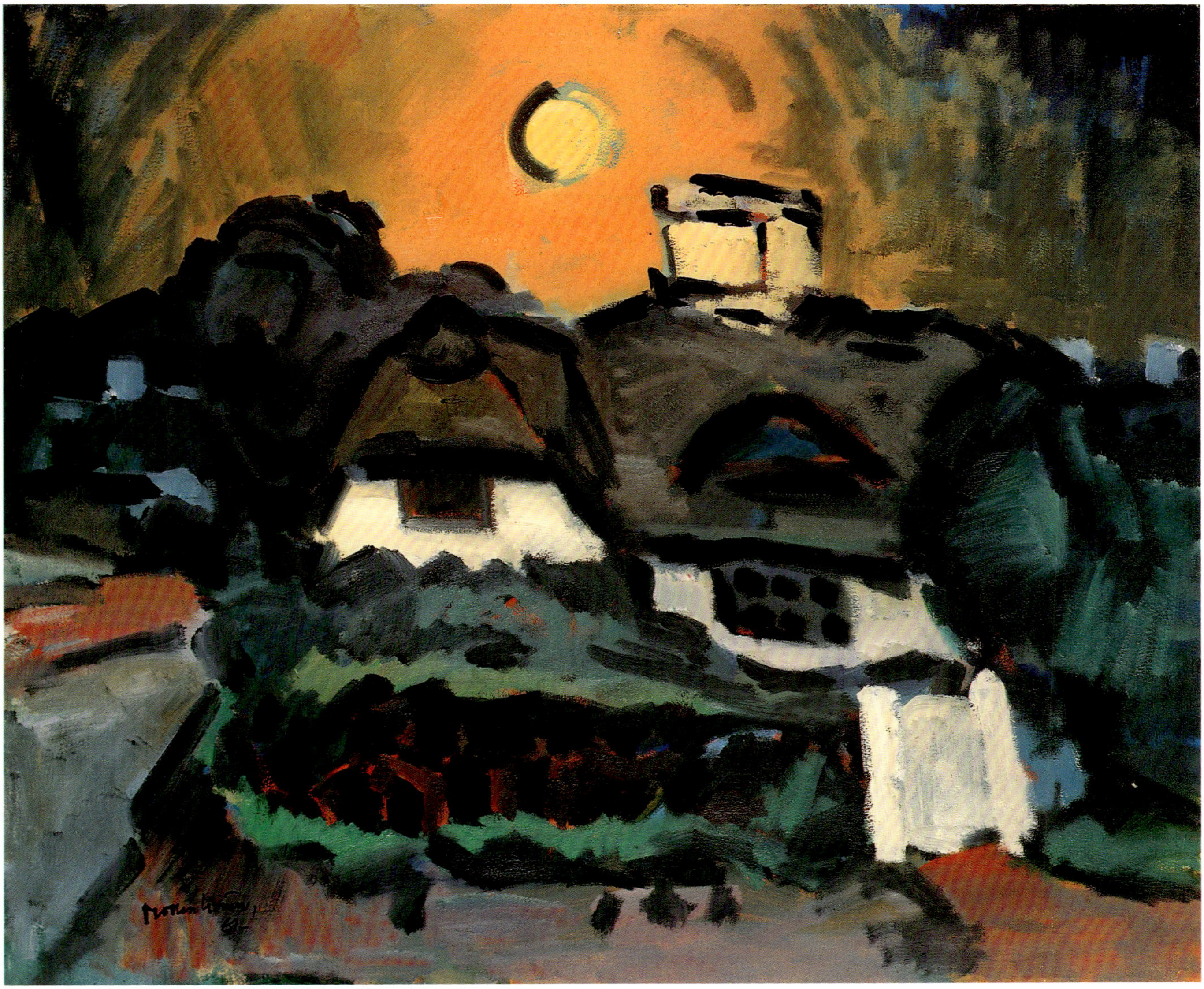

37
STRAND AM
KURISCHEN HAFF
1961

Öl auf Papier
47 x 61 cm
Signiert und datiert unten
links: Mollenhauer, 61 –

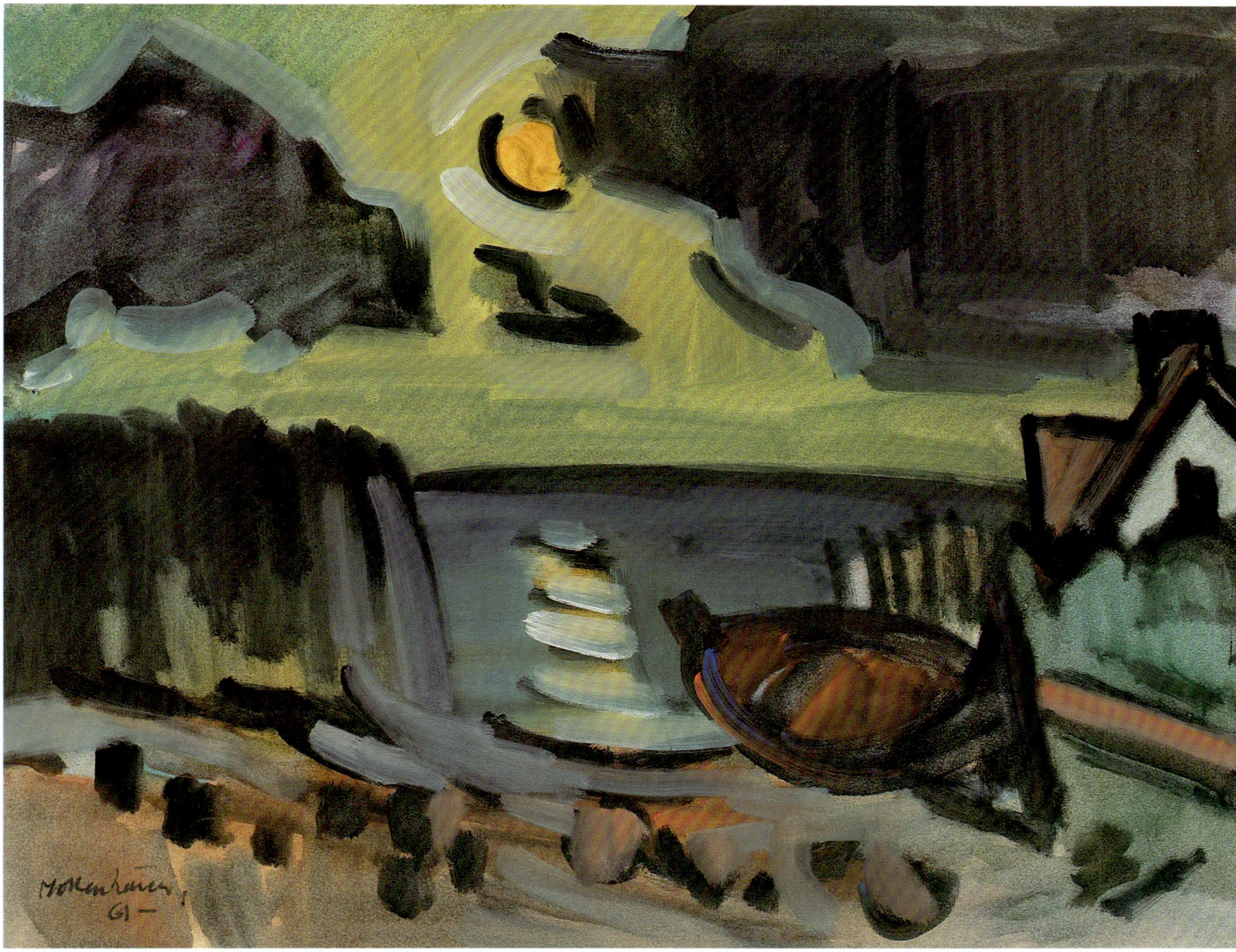

38
FRIEDHOF IN NIDDEN
um 1961

Öl auf Leinwand
76 x 95 cm
Nicht signiert und nicht datiert

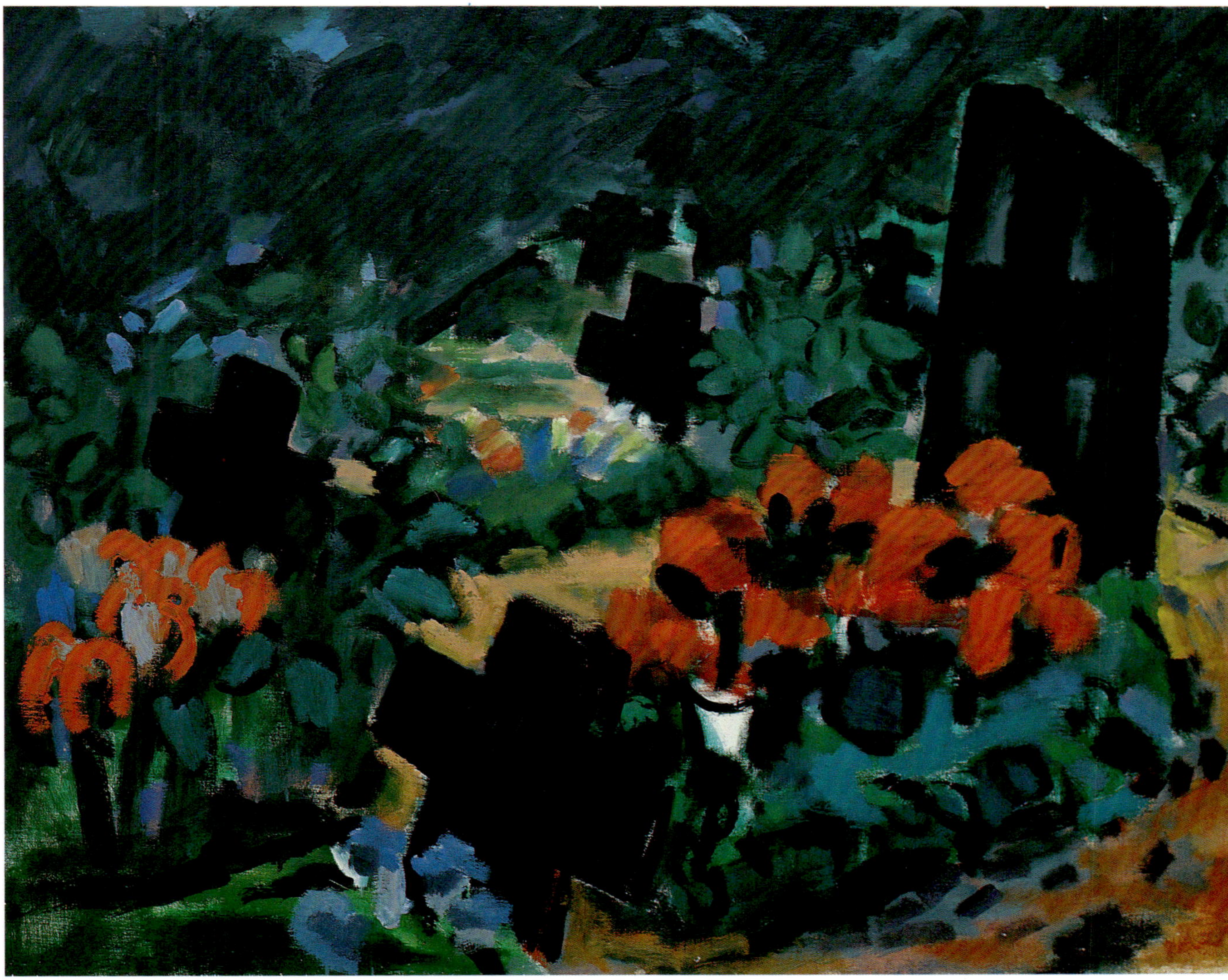

39
STILLEBEN
VOR BLAUER WAND
1961

Öl auf Papier
46 x 61 cm
Signiert oben links:
Mollenhauer,
nicht datiert

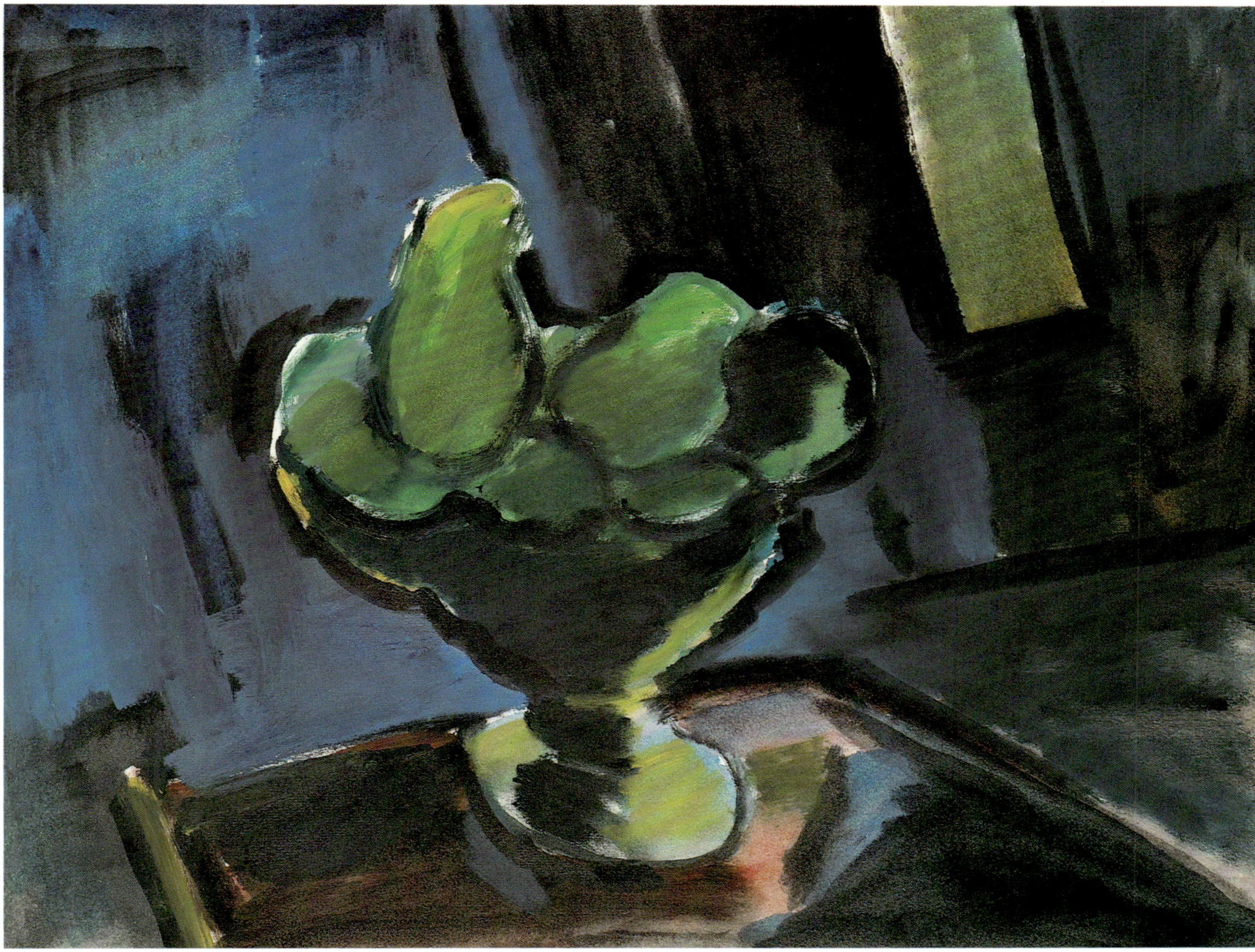

40
WEG DURCH DIE
WIESEN
1961

Öl auf Papier
46,5 x 60,5 cm
Signiert und datiert oben links:
Mollenhauer, 61 –

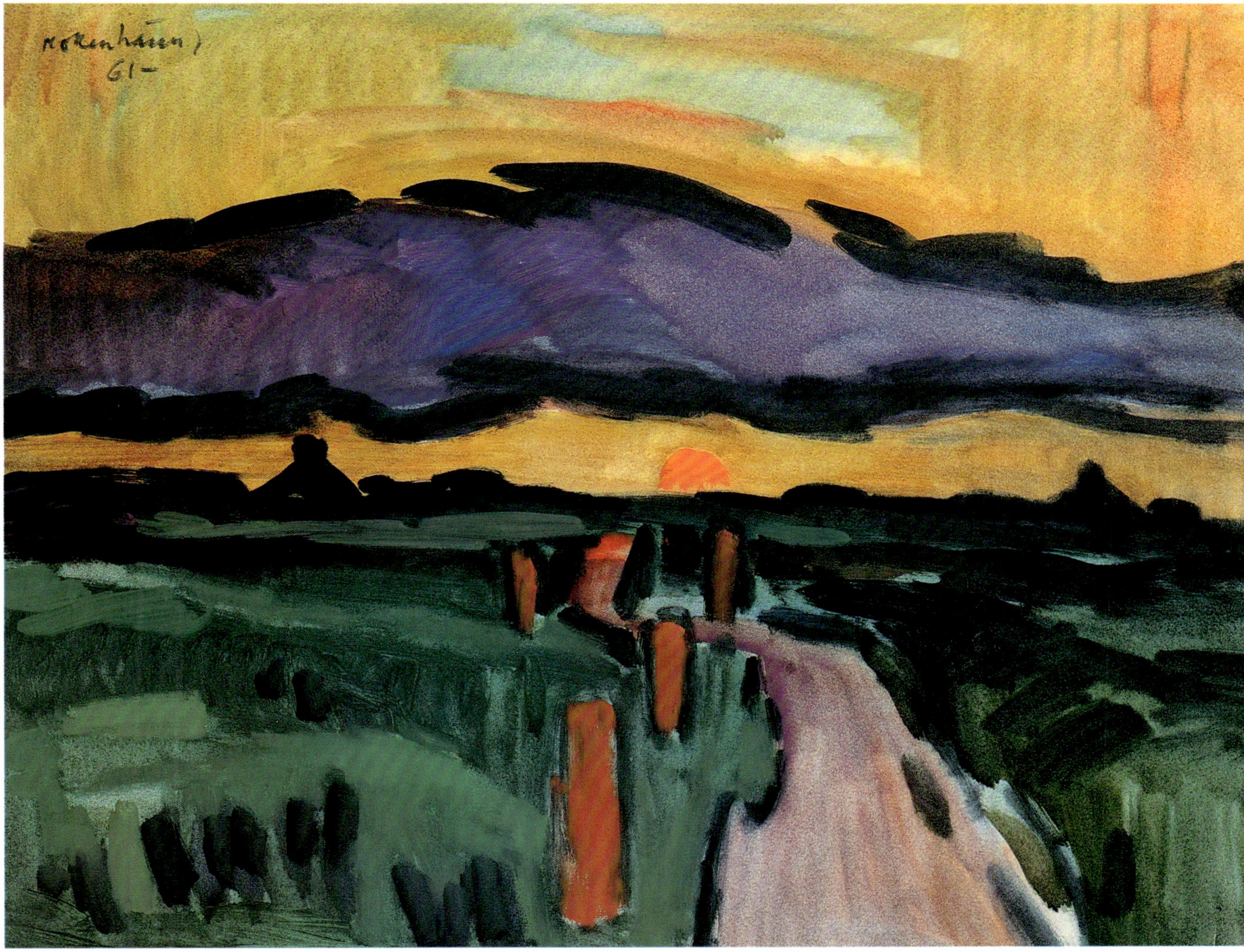

41
SANDGRUBE VI
1961

Öl auf Leinwand
70 x 85 cm
Signiert und datiert unten
links: Mollenhauer, 61 –

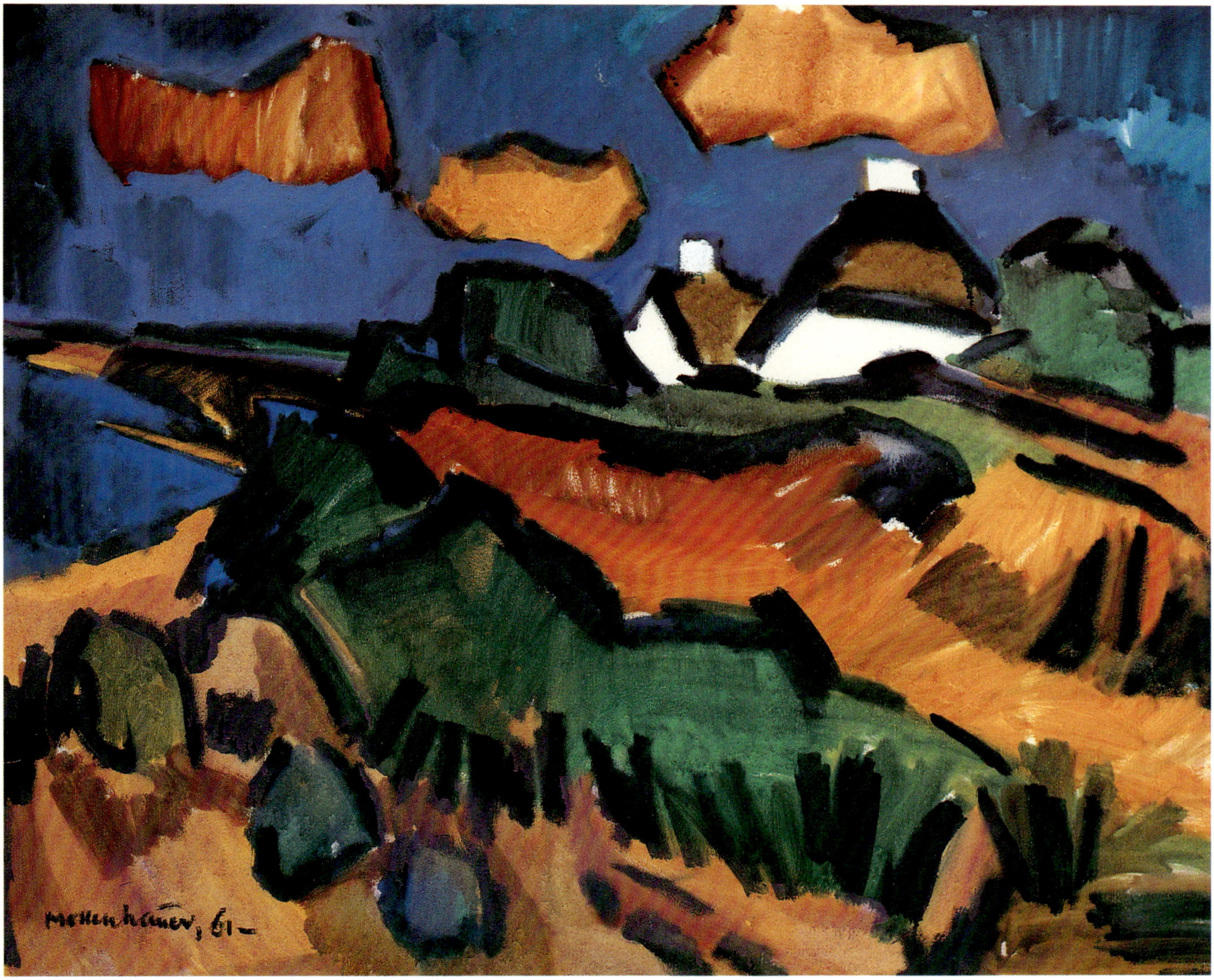
mollenhauer, 61–

42
BILDNIS FRAU S.
1962

Öl auf Leinwand
85 x 70 cm
Signiert und datiert unten
links, etwas hochgerückt:
Mollenhauer, 62 –

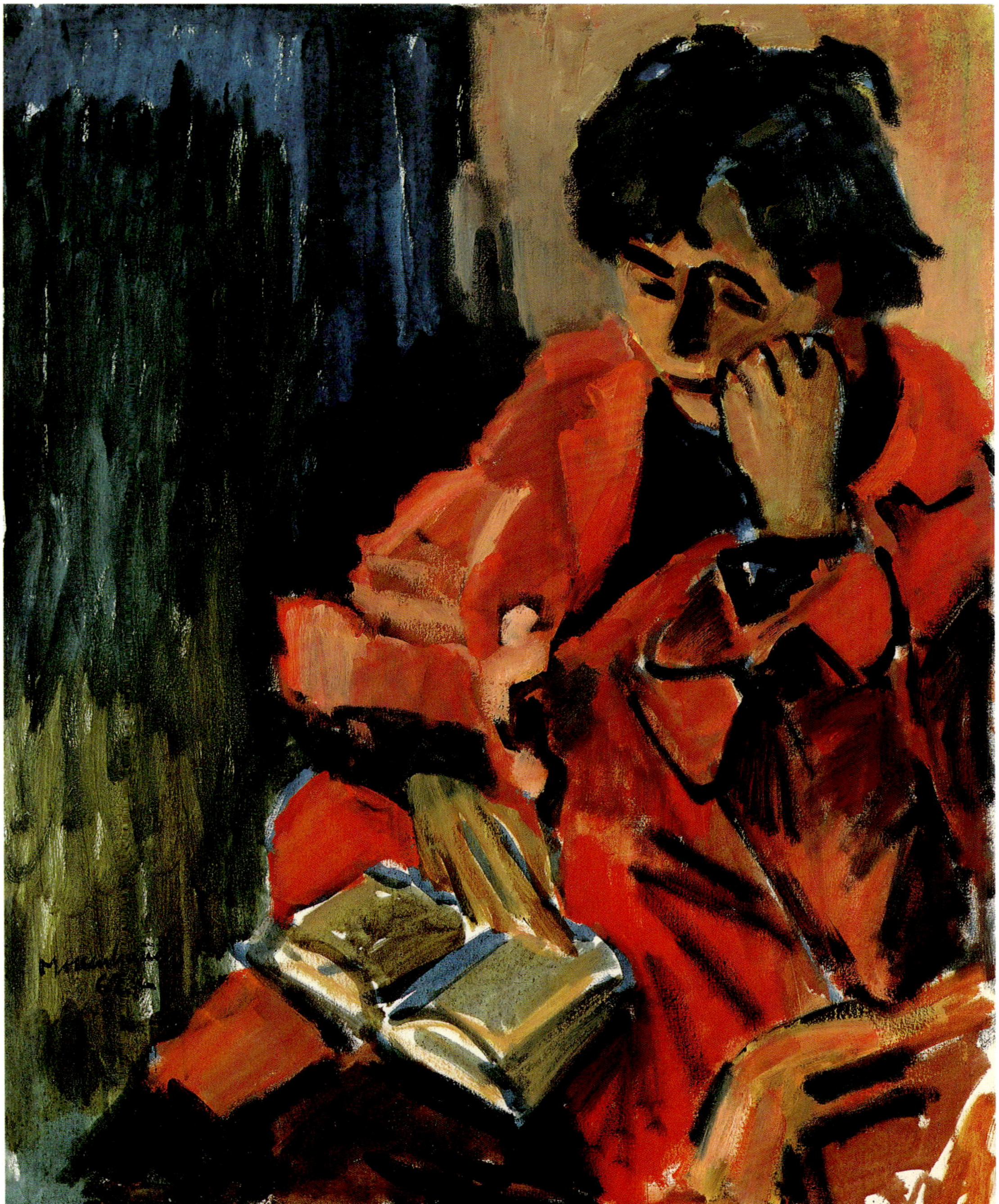

43
REGEN ÜBER DEM
MEER
1962

Öl auf Leinwand
65 x 80 cm
Nicht signiert und nicht datiert

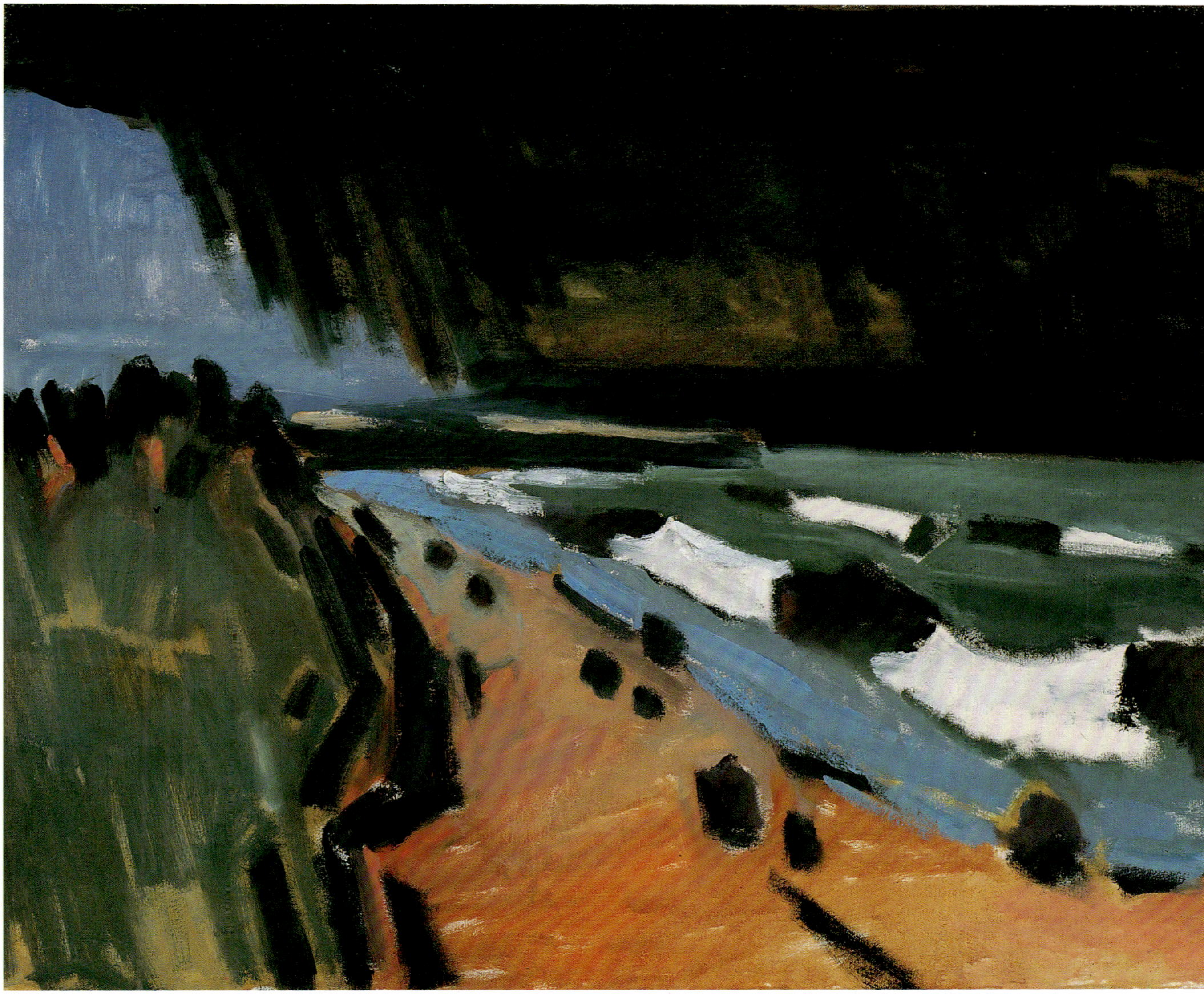

44
ROTE WOLKEN ÜBER
DEM MEER
1962

Öl auf Papier
46,5 x 60,5 cm
Signiert und datiert Mitte
unten: Mollenhauer, 62 –

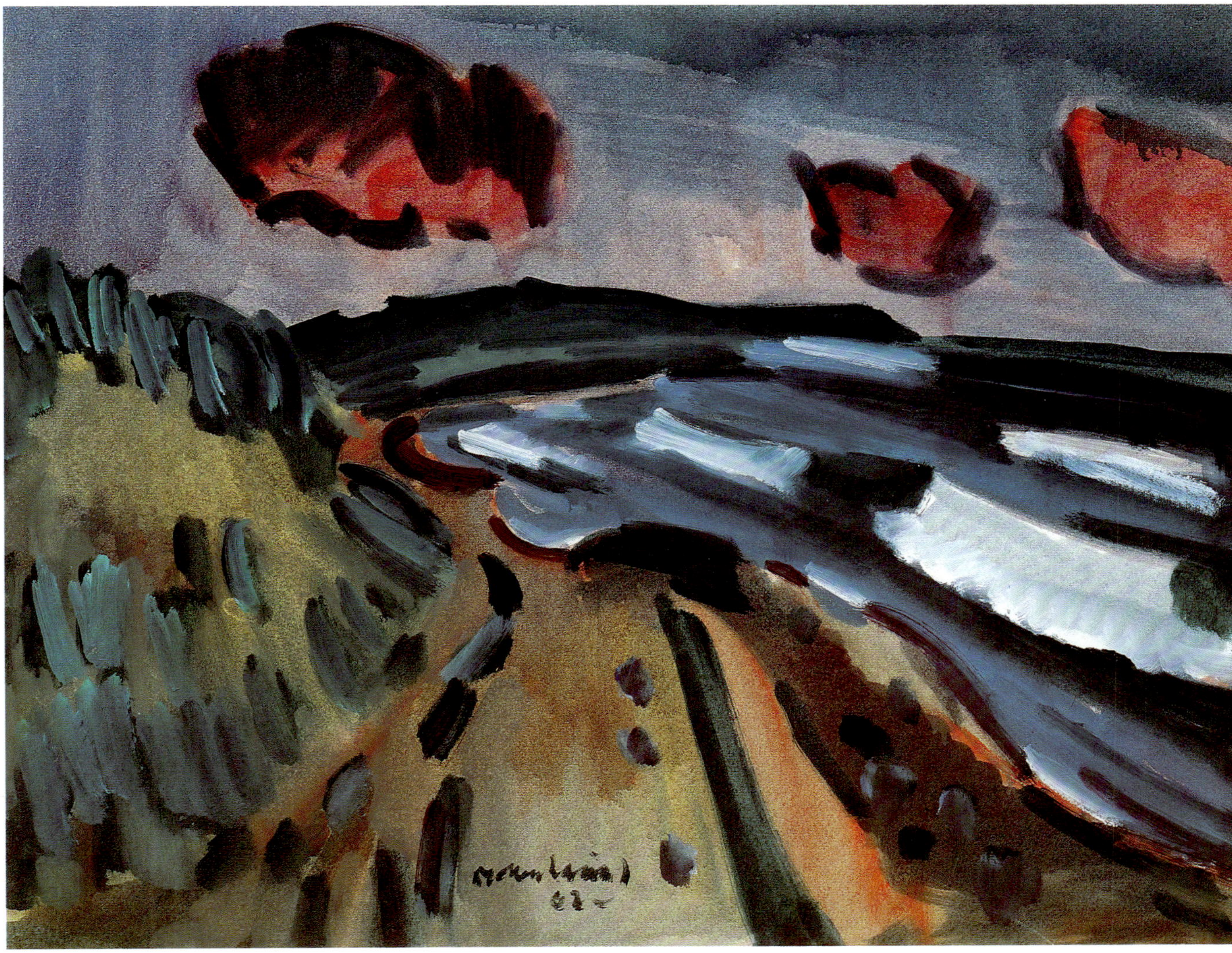

45
BRÜCKENSTEG AM
PRIEL II
1962

Öl auf Papier
47 x 61 cm
Signiert und datiert unten
links: Mollenhauer, 62 –

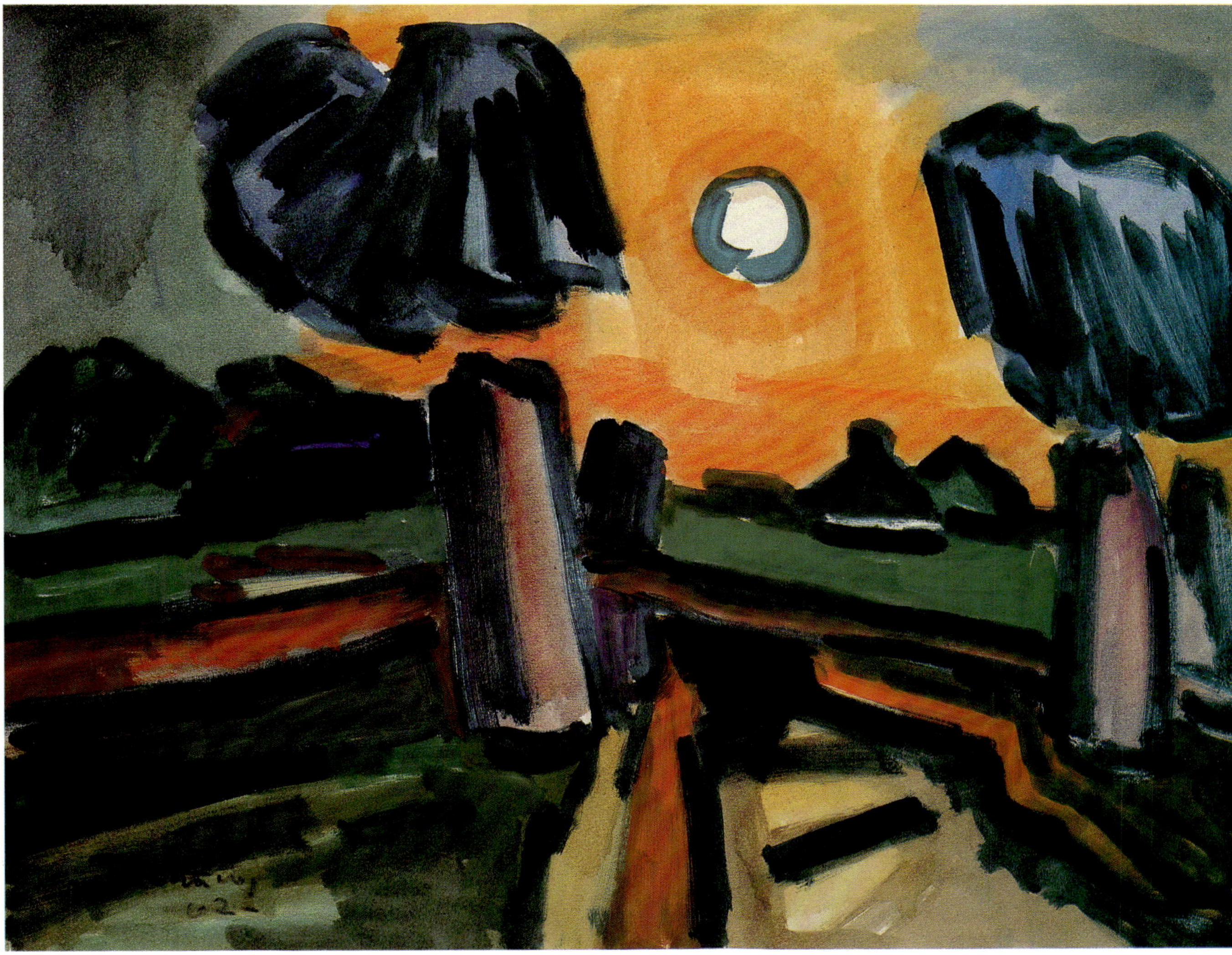

46
ERNTEFELD IN KEITUM
1962

Öl auf Papier
47 x 61,5 cm
Signiert und datiert unten
rechts, zur Mitte eingerückt:
Mollenhauer, 62 –

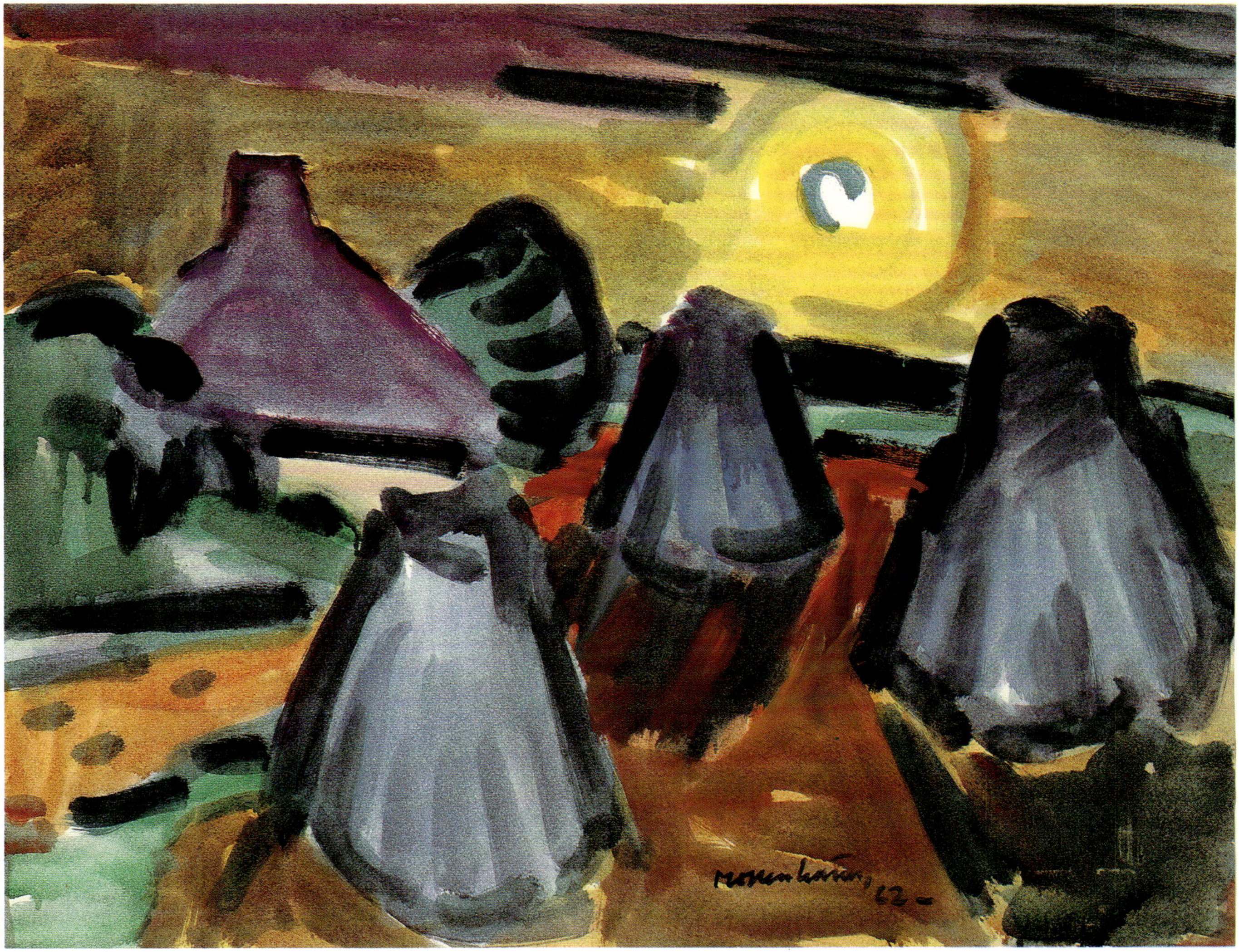

47
EINSAME DORFSTRASSE
1962

Öl auf Leinwand
70,5 x 85 cm
Nicht signiert und nicht
datiert

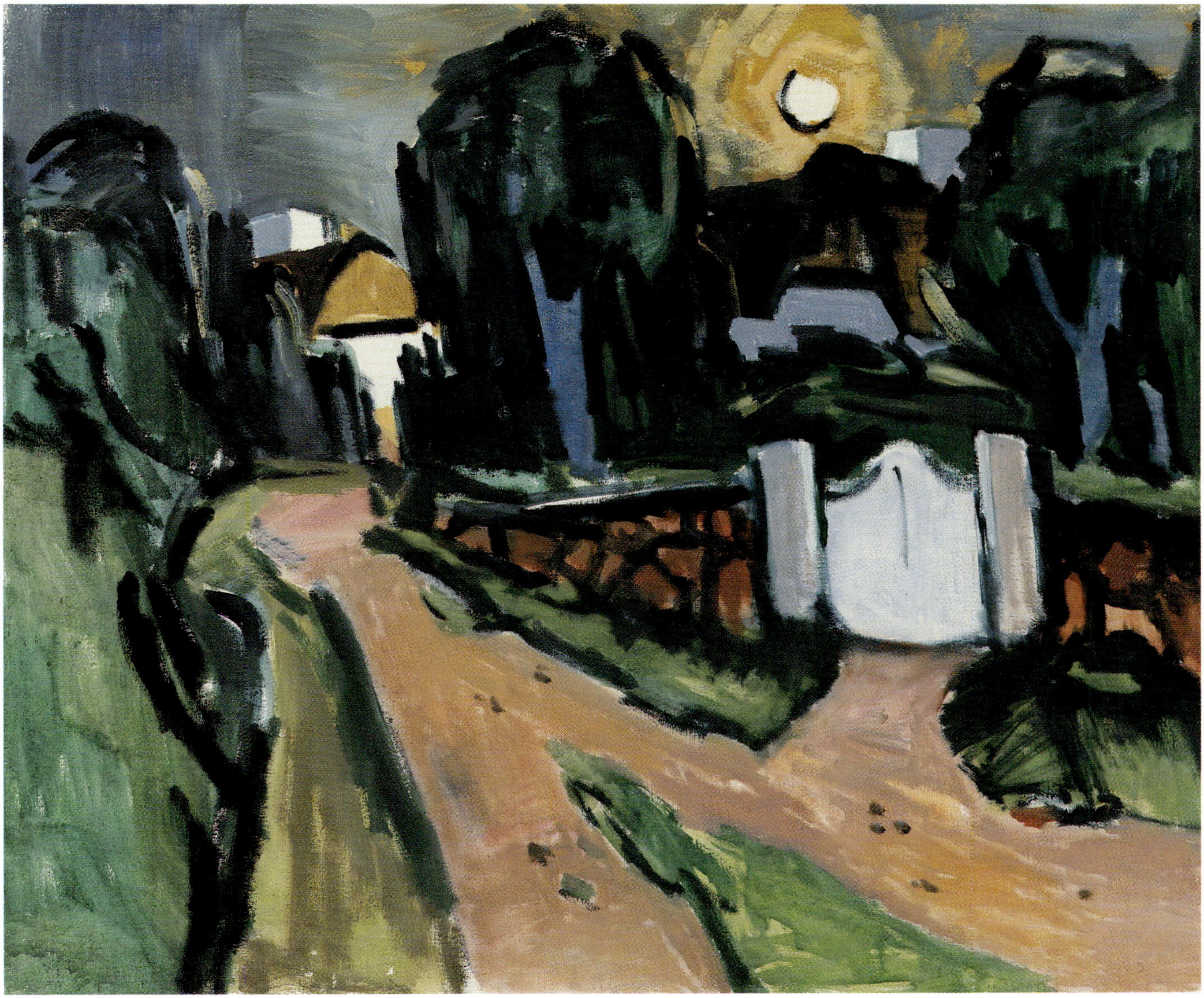

48

AM KLIFF AN DER NORDSEE

1962

Öl auf Papier
46,5 x 61 cm
Signiert und datiert unten rechts: Mollenhauer, 62 –

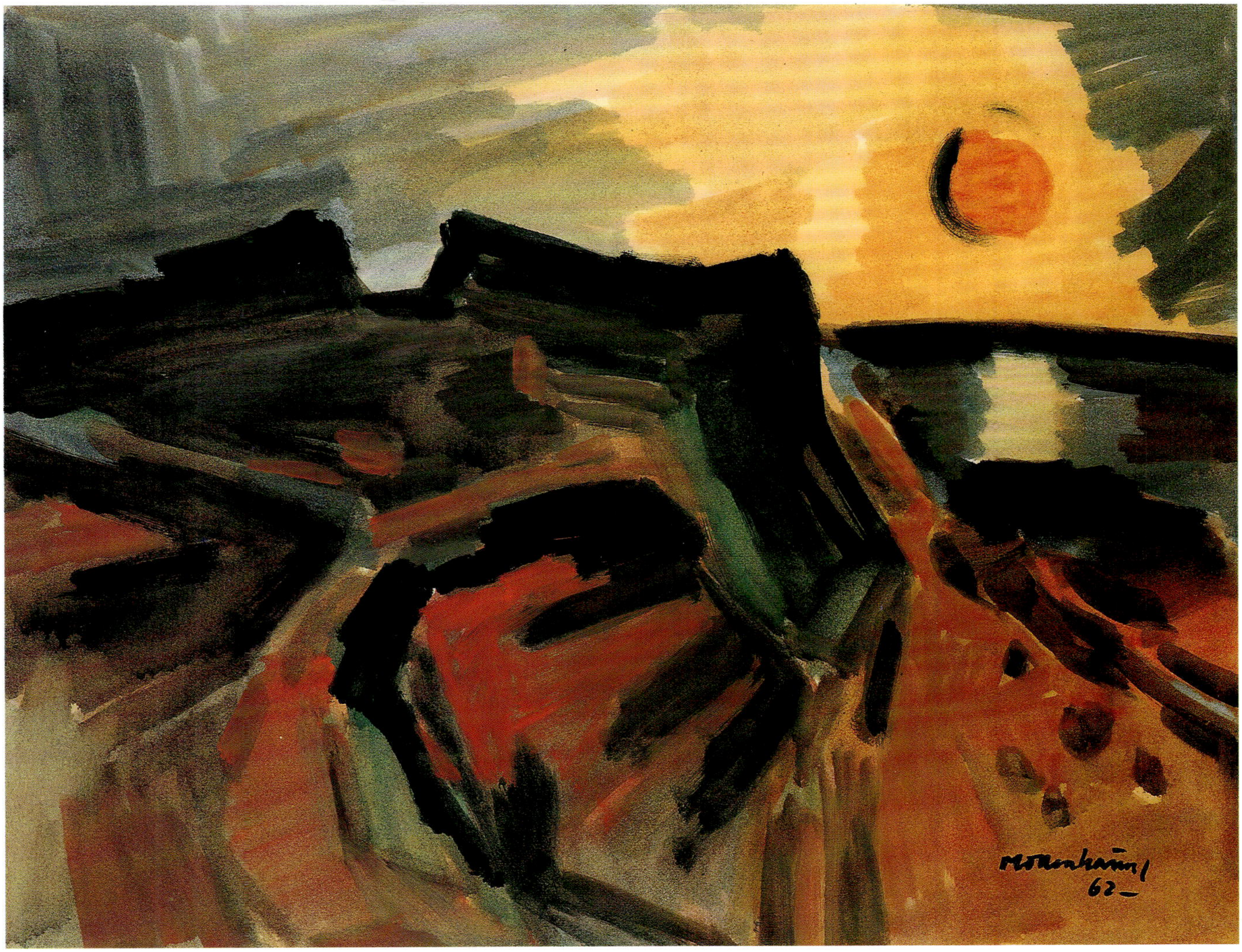

49
FISCHERHÄUSER AM HAFFSTRAND
1962

Öl auf Leinwand
65 x 80 cm
Signiert und datiert oben rechts: Mollenhauer, 62 –

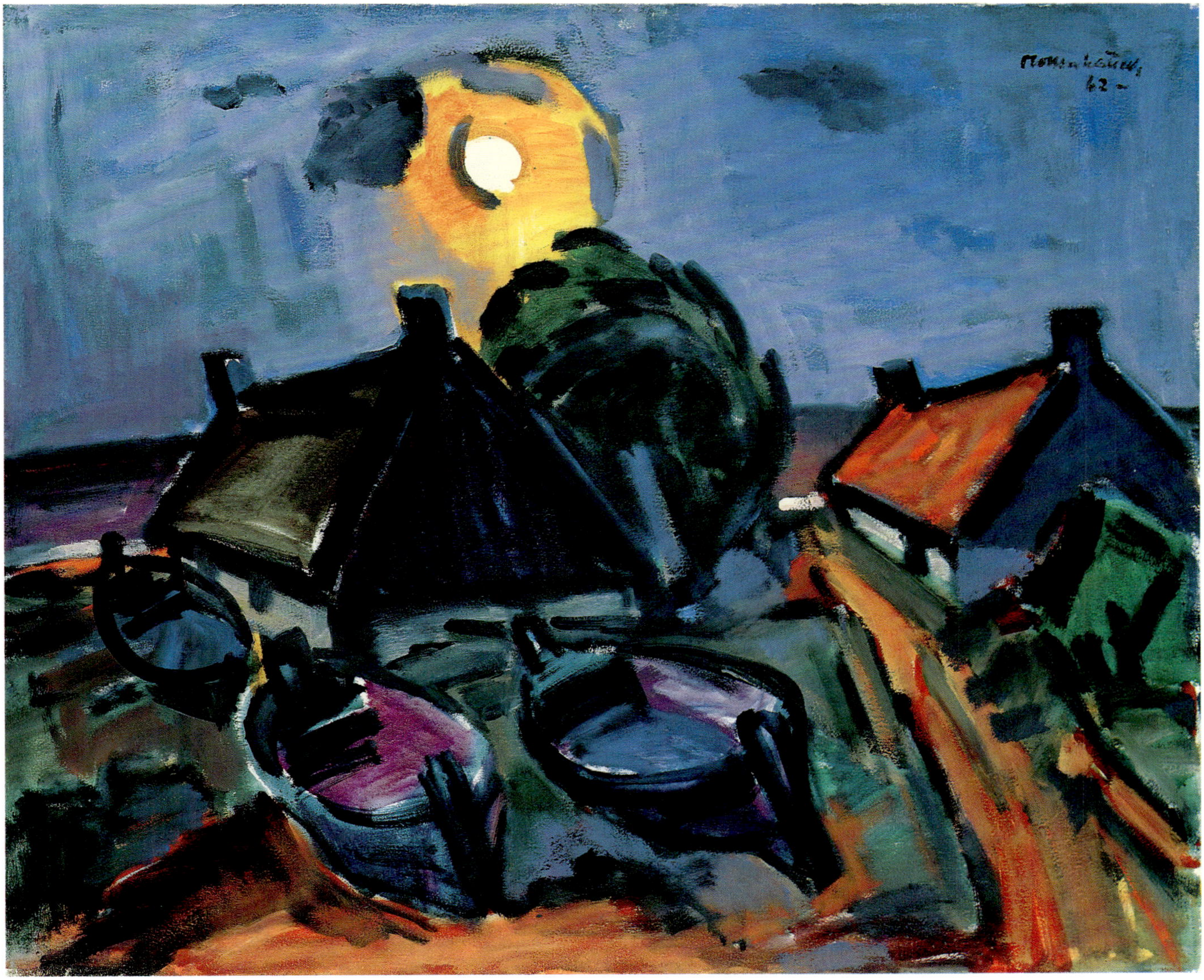

50
HAFEN IN NIDDEN
1962

Öl auf Leinwand
65 x 80 cm
Nicht signiert und nicht datiert

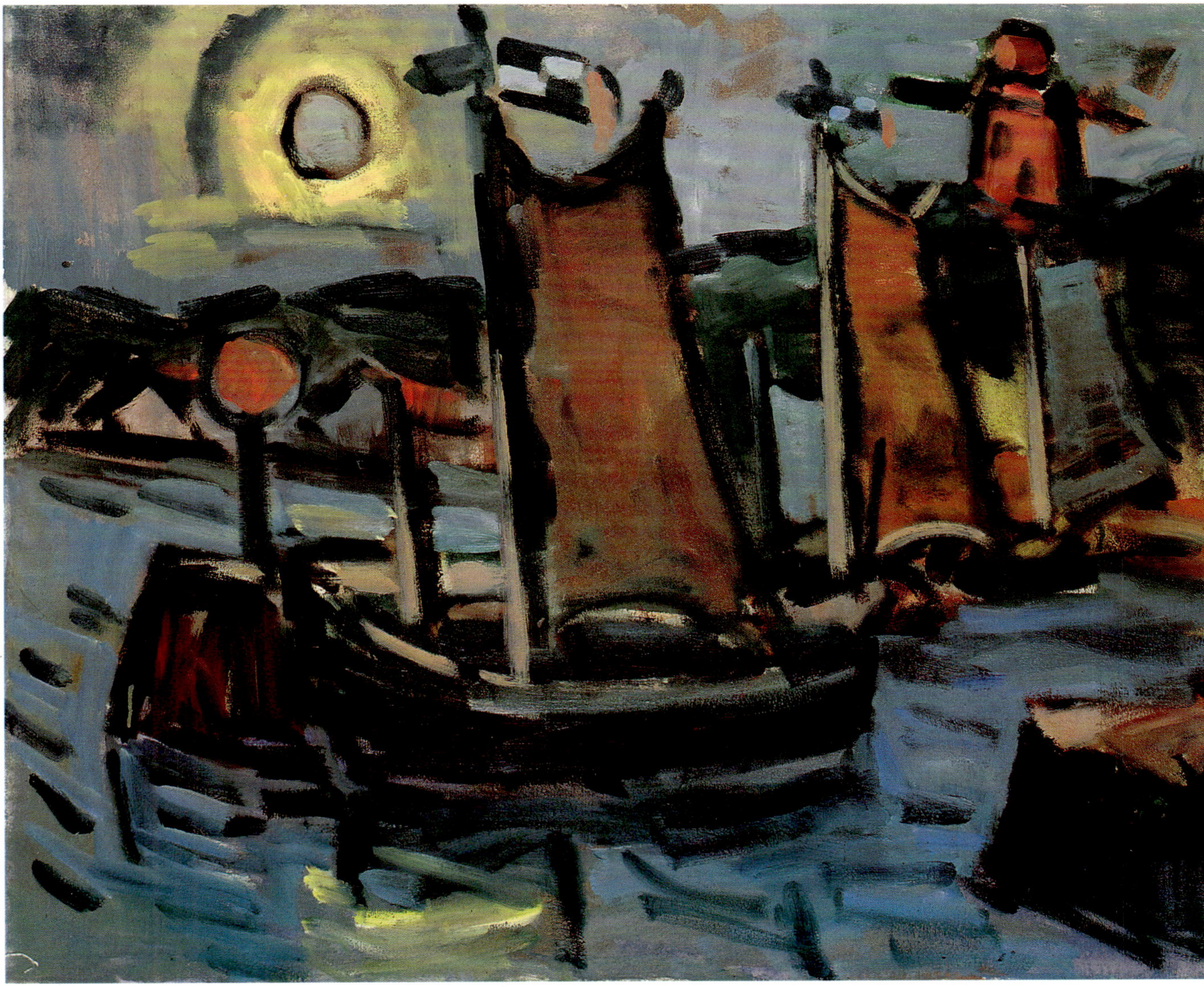

51
WEISSE SONNE ÜBER
DEM MEER
1962

Öl auf Leinwand
65 x 80 cm
Signiert und datiert unten
links: Mollenhauer, 62 –

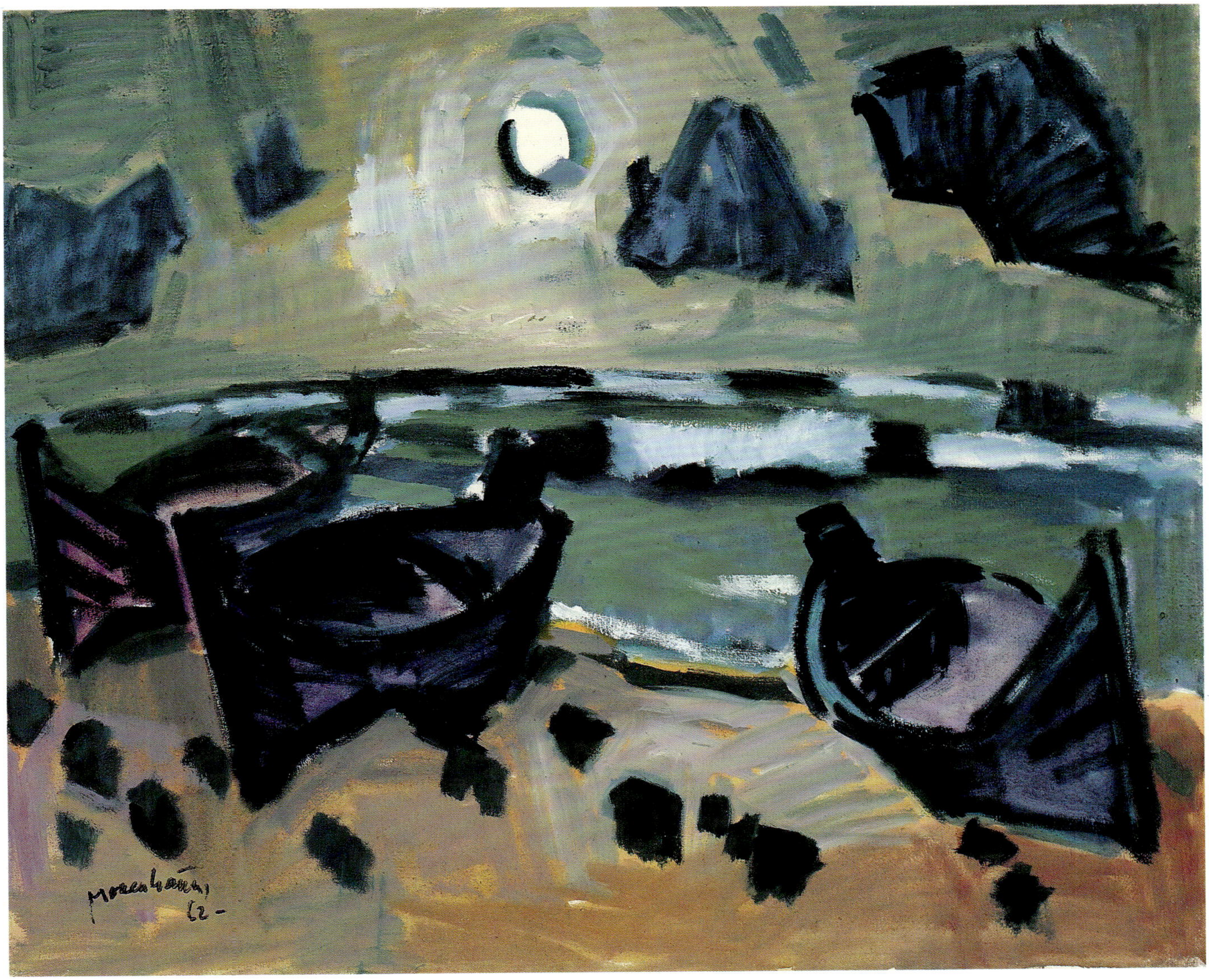

52
DÜNEN AM MEER
1962

Öl auf Leinwand
65 x 80 cm
Signiert und datiert unten
links: Mollenhauer, 62 –

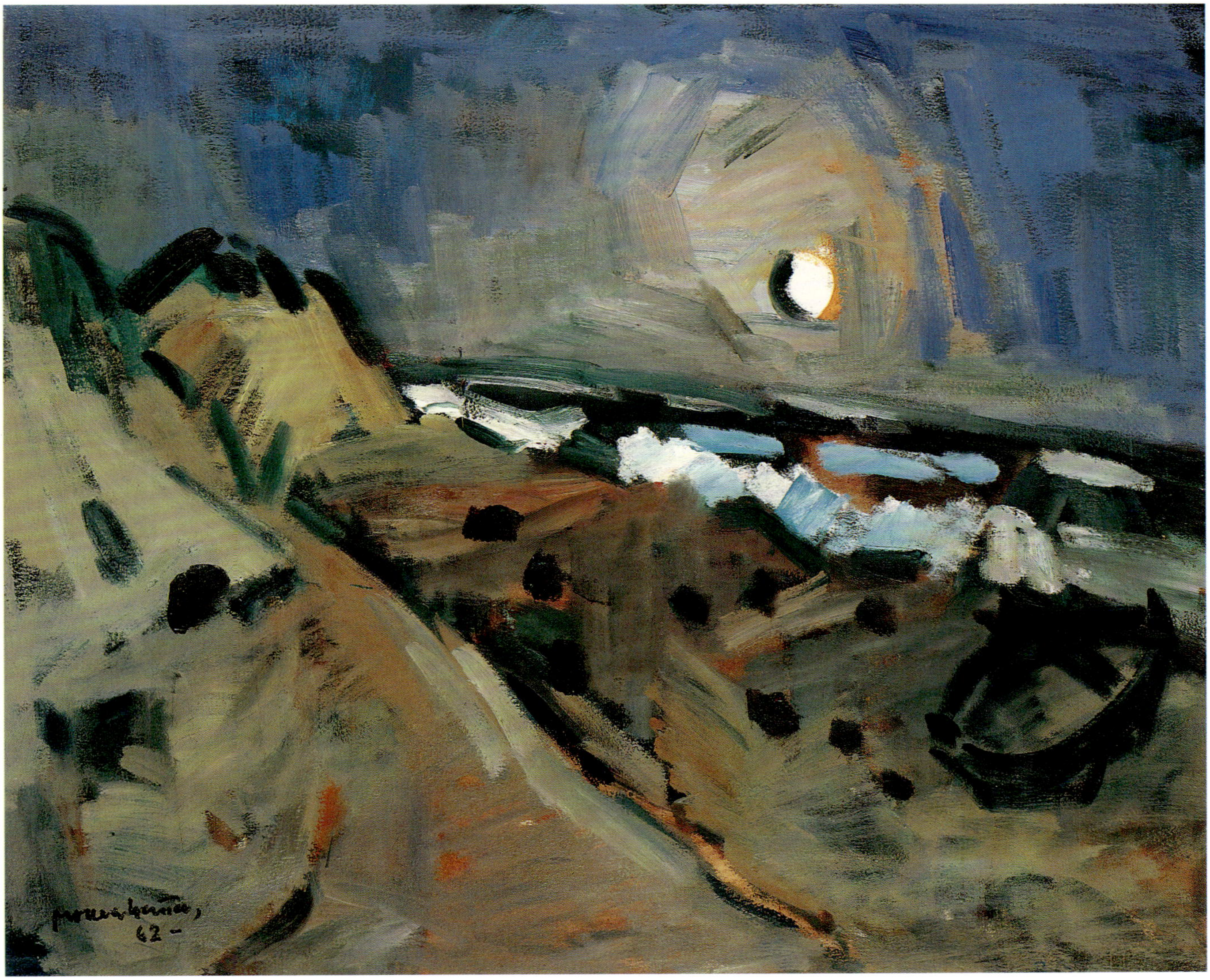

53
SONNENUNTERGANG
MIT WEISSER WOGE
1962

Öl auf Papier
47 x 60 cm
Signiert und datiert unten
rechts: Mollenhauer, 62 –

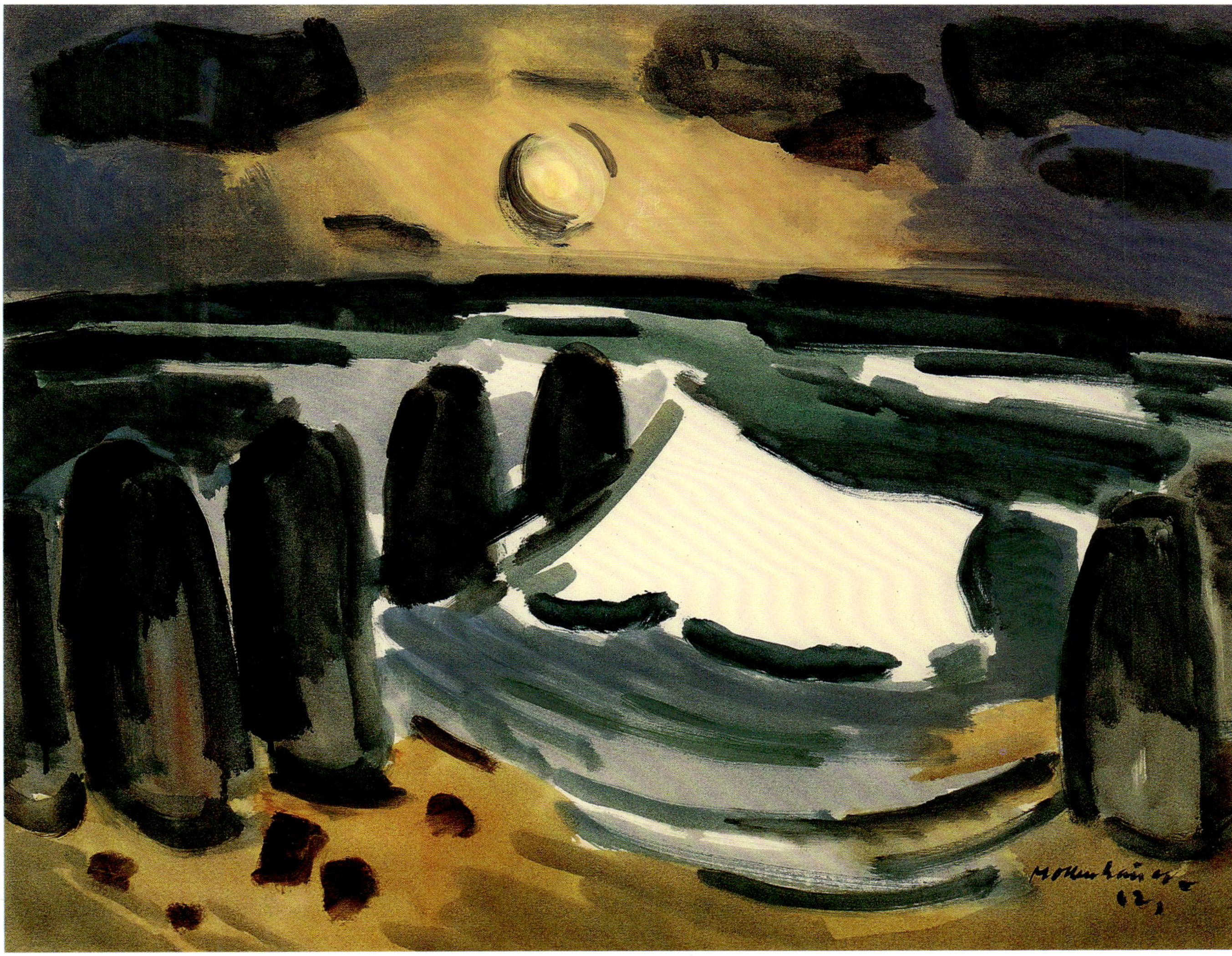

54
AM KURISCHEN HAFF
1962

Öl auf Papier
49,5 x 64 cm
Signiert und datiert unten
links: Mollenhauer, 62 –

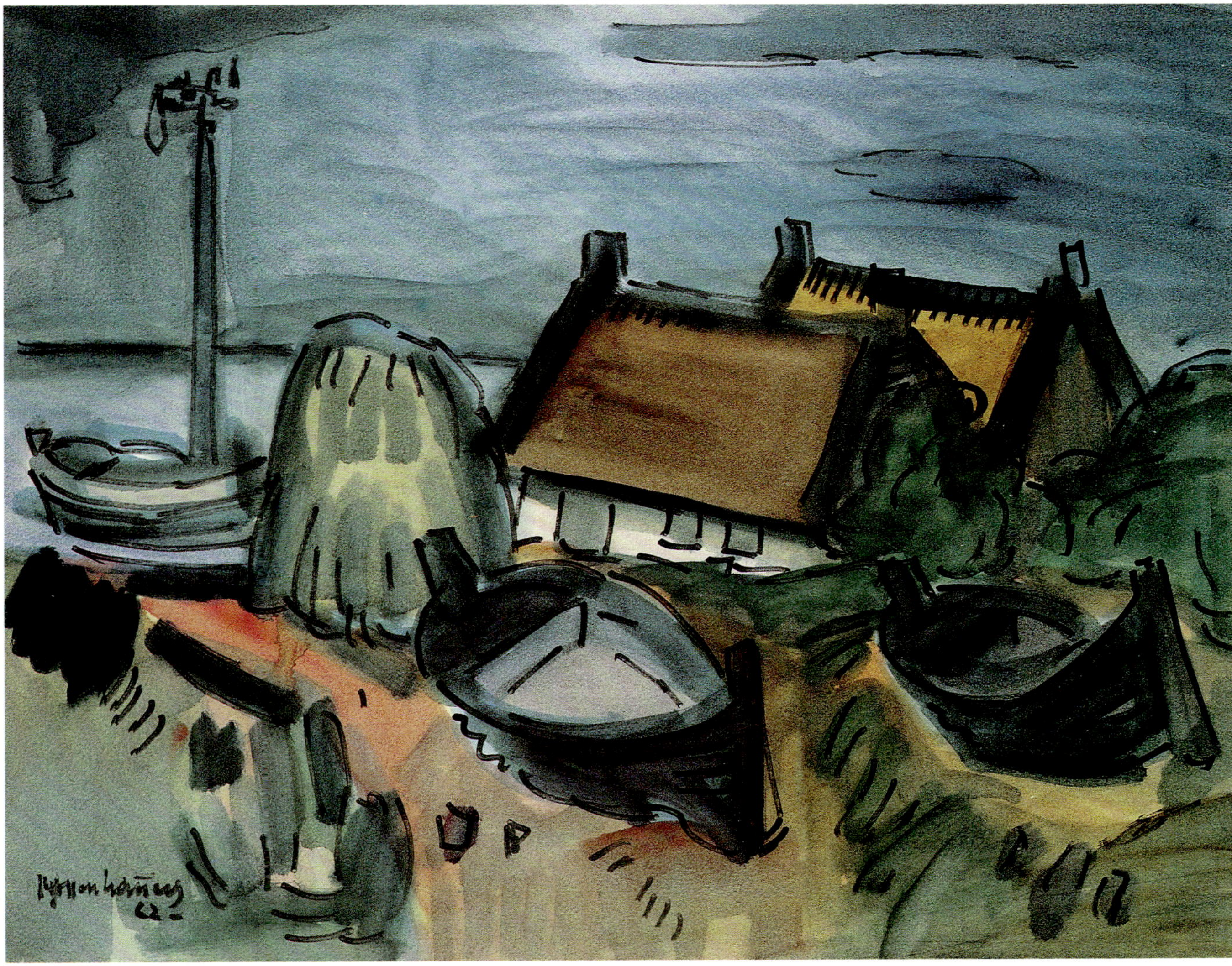

55
HAUS HERMANN
BLODE IN NIDDEN
1962

Öl auf Leinwand
65 x 80 cm
Signiert und datiert unten
rechts: Mollenhauer, 62 –

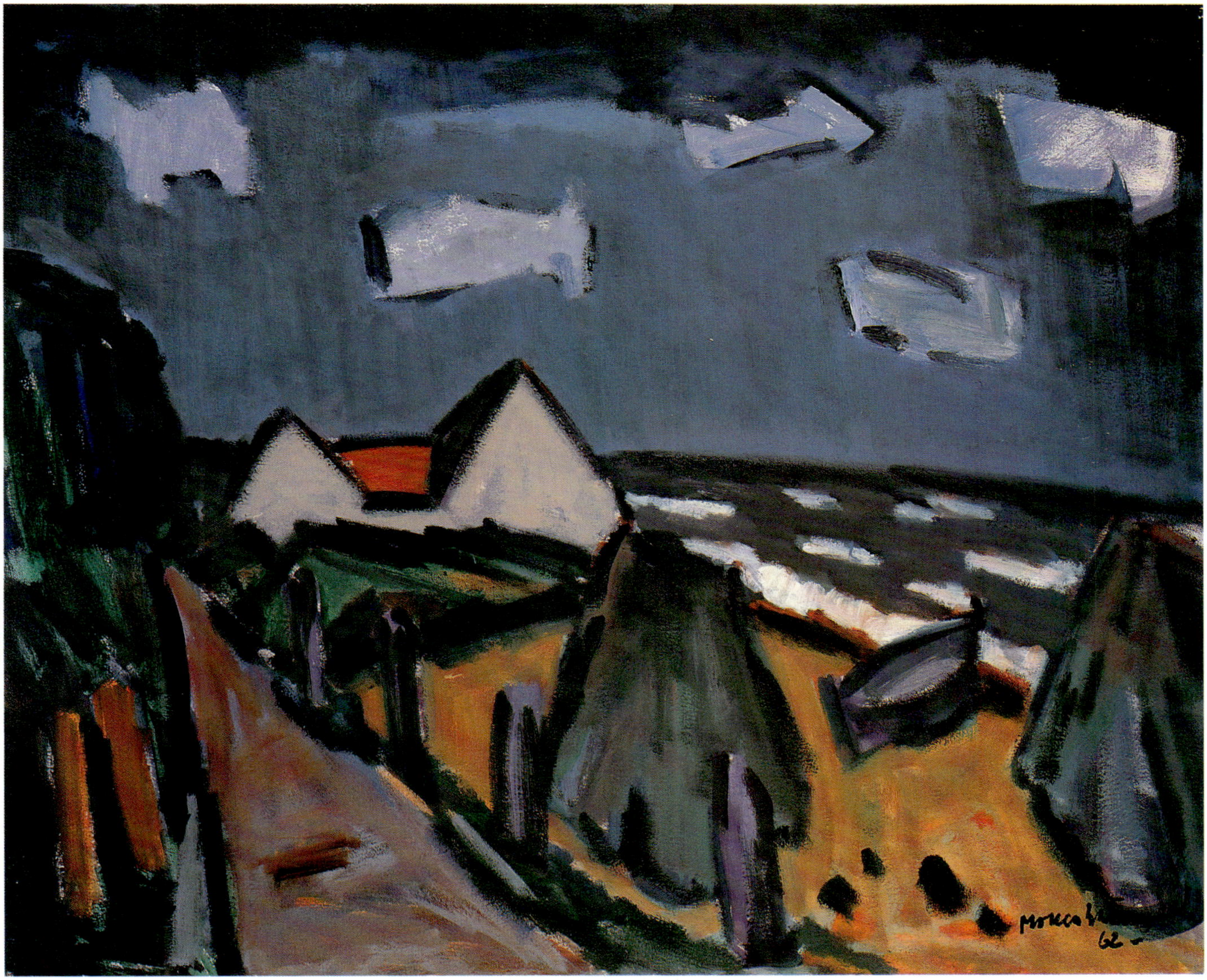

56
HAFEN IN NIDDEN
1962

Öl auf Papier
45 x 60,5 cm
Signiert und datiert unten
links: Mollenhauer, 62 –

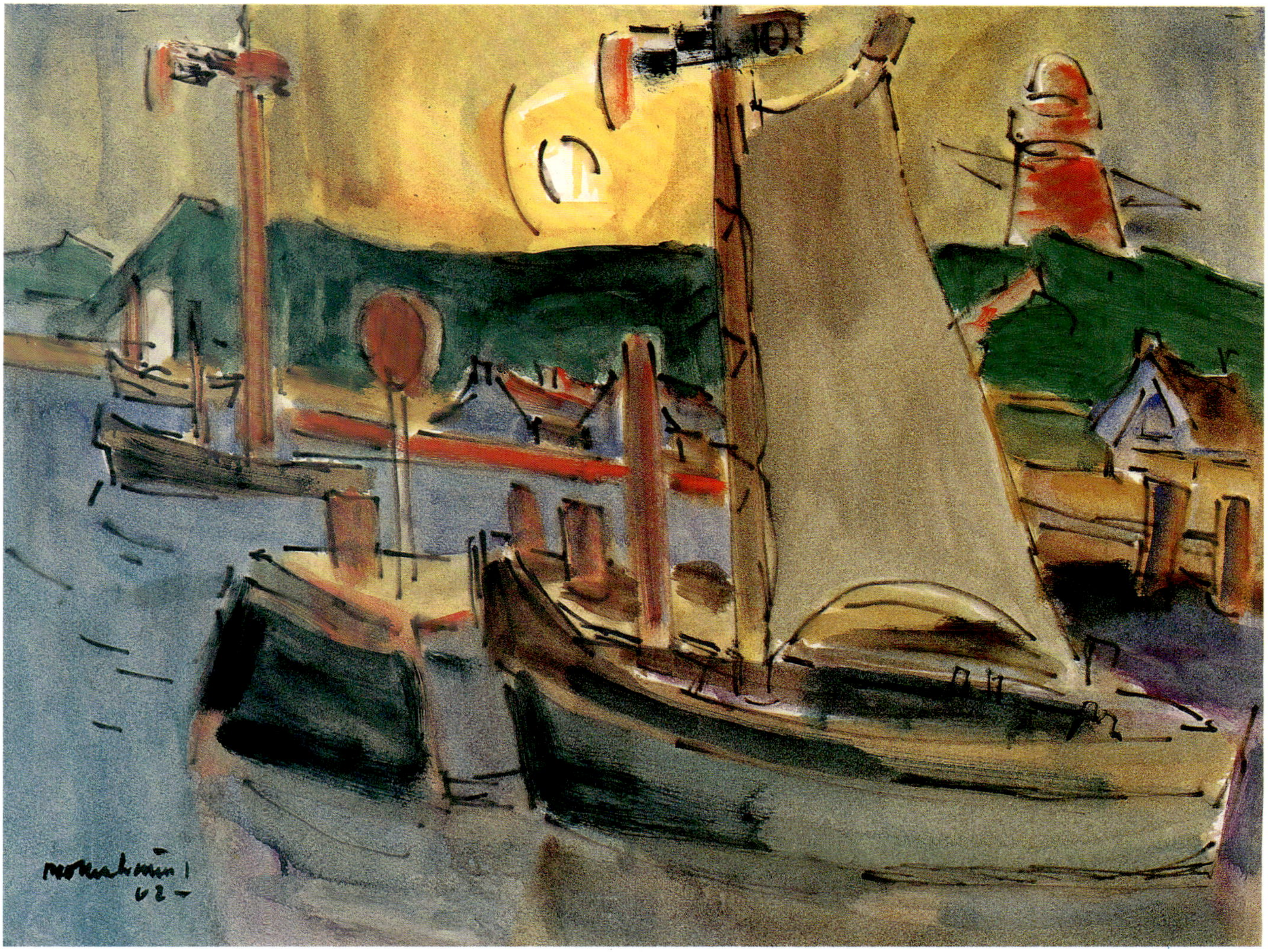

57
RETTUNGSHAUS IN NIDDEN
1962

Öl auf Leinwand
65 x 80 cm
Signiert und datiert unten links: Mollenhauer, 62,

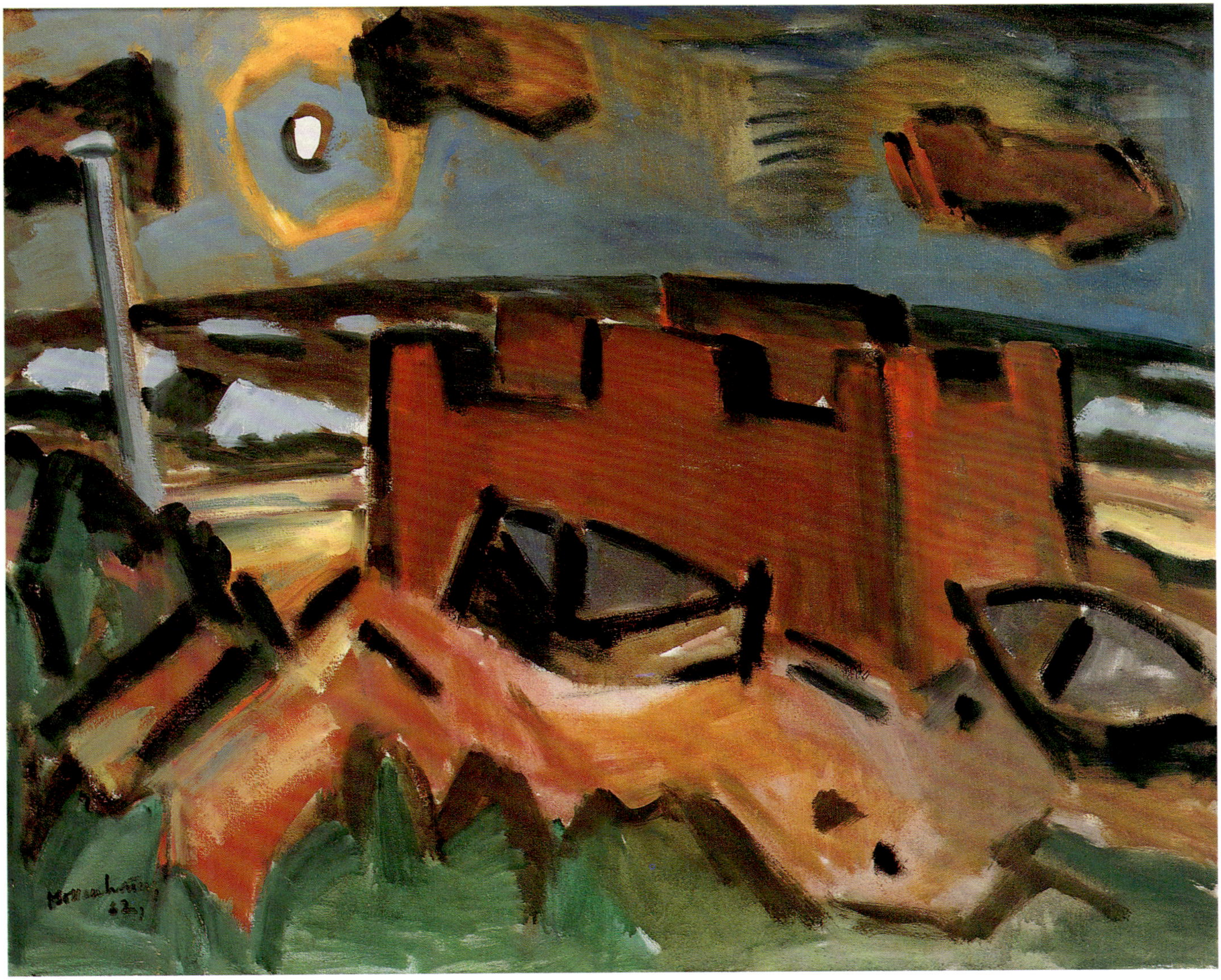

58
KÜSTE VOR KEITUM
(KLEINE SANDGRUBE)
1962

Öl auf Papier
46,5 x 60 cm
Signiert und datiert unten
rechts: Mollenhauer, 62 –

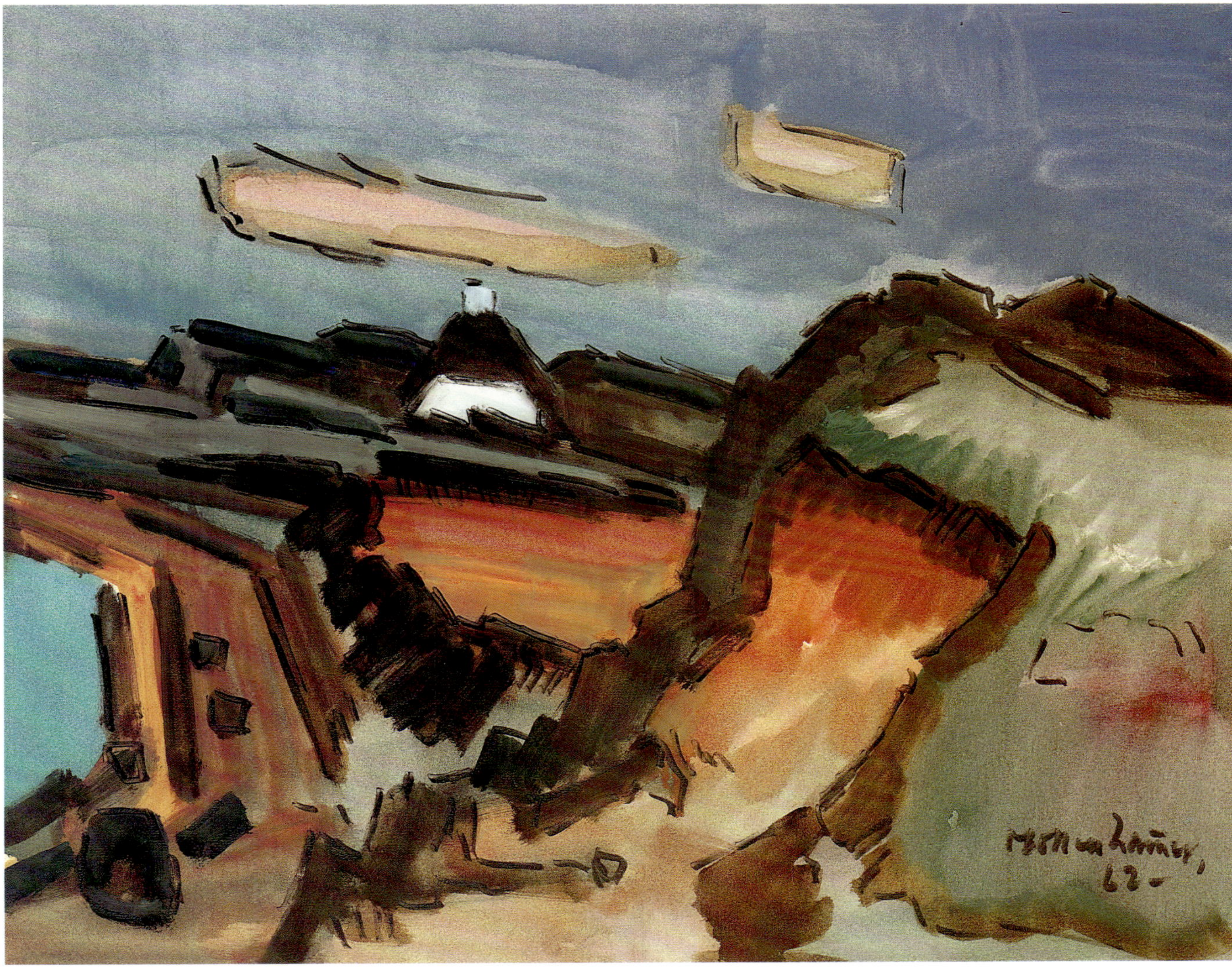
Mollenhauer,
62-

59
KÜSTE AM
WATTENMEER
1962

Öl auf Leinwand
70 x 85 cm
Signiert und datiert unten
links: Mollenhauer, 62 –

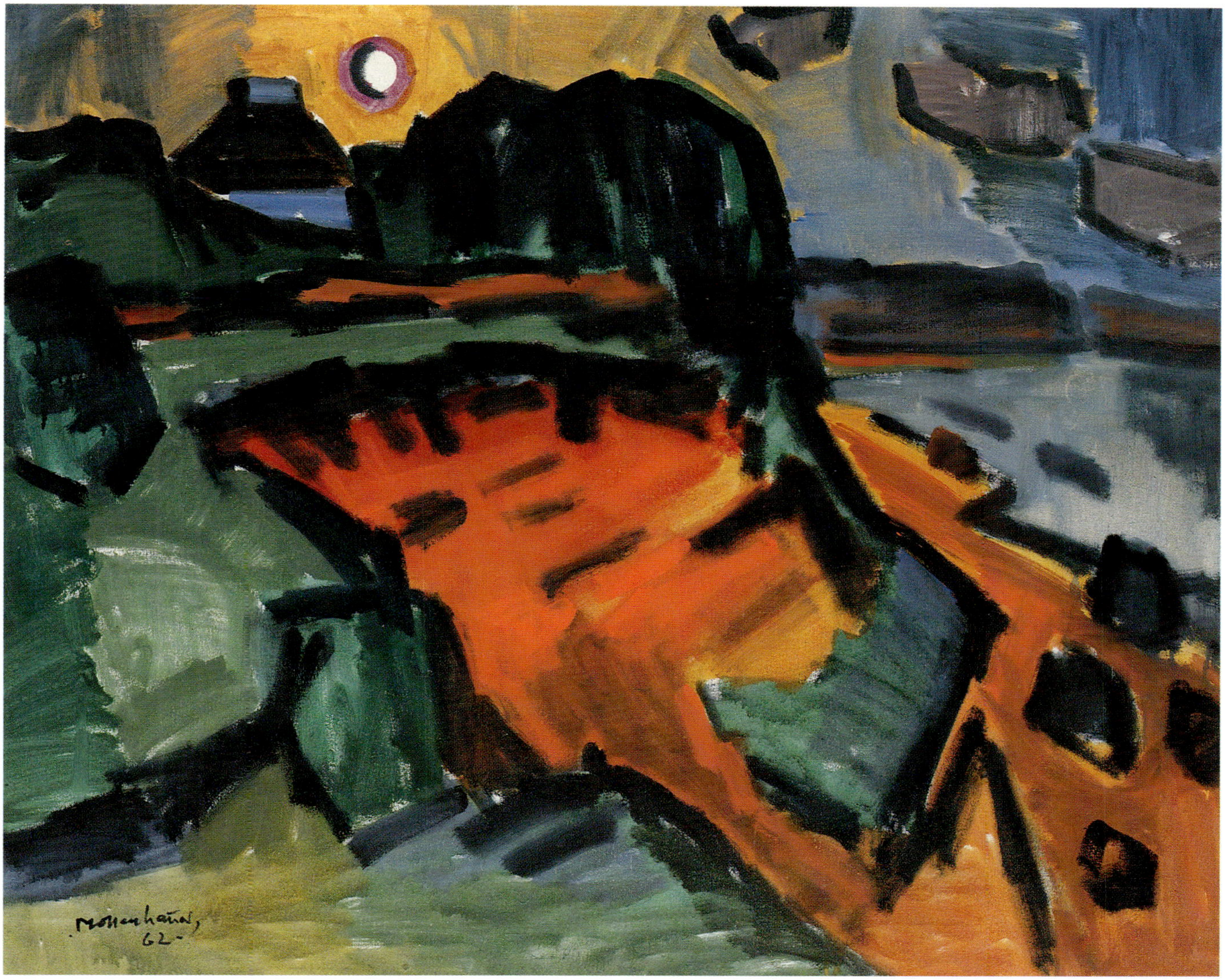

60
DORFSTRASSE IN
KEITUM
1962

Öl auf Leinwand
70 x 85 cm
Signiert und datiert unten
rechts: Mollenhauer, 62,

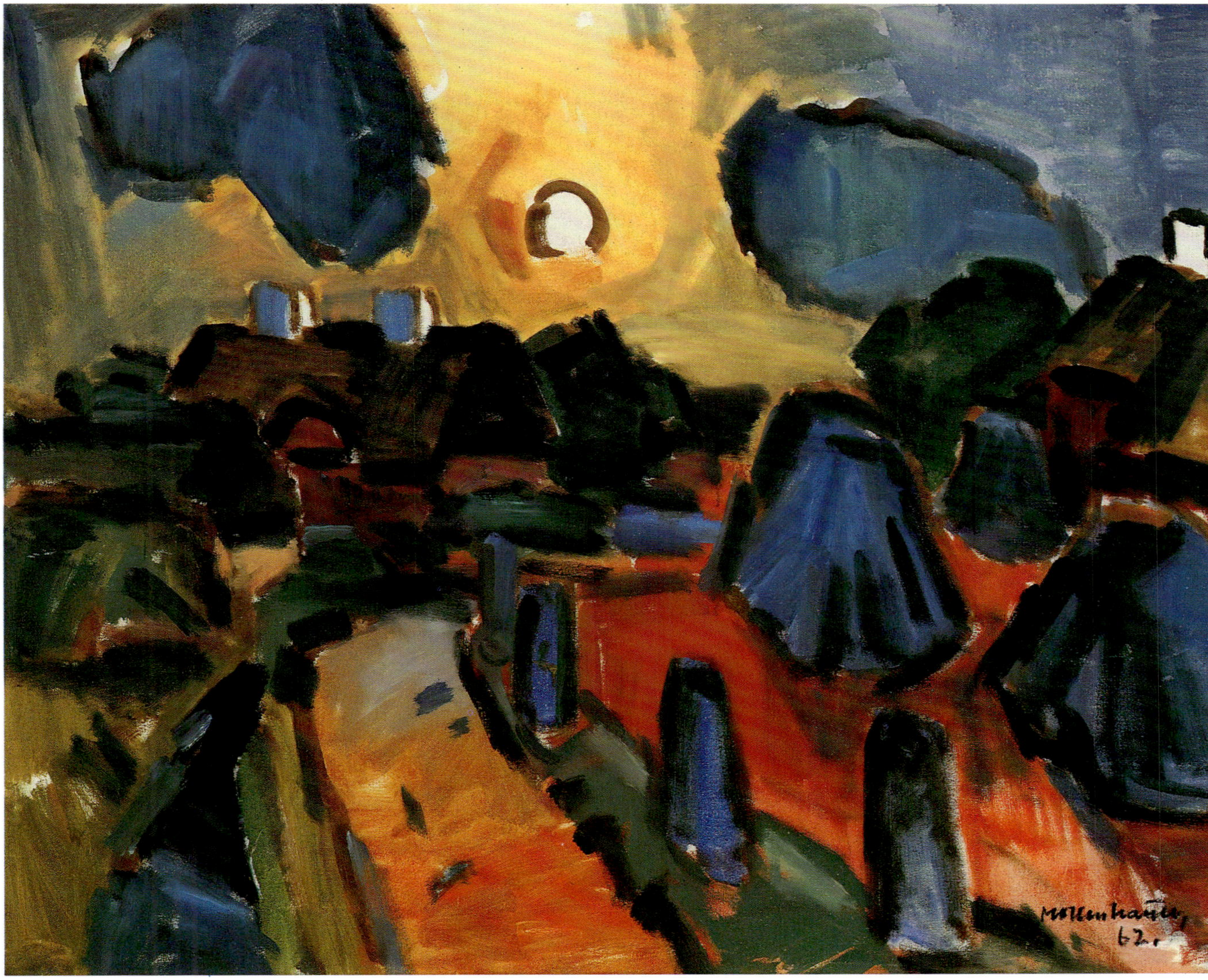

61
SONNENUNTERGANG
AM MEER
1962

Öl auf Leinwand
65 x 80 cm
Signiert und datiert unten
rechts: Mollenhauer, 62 –

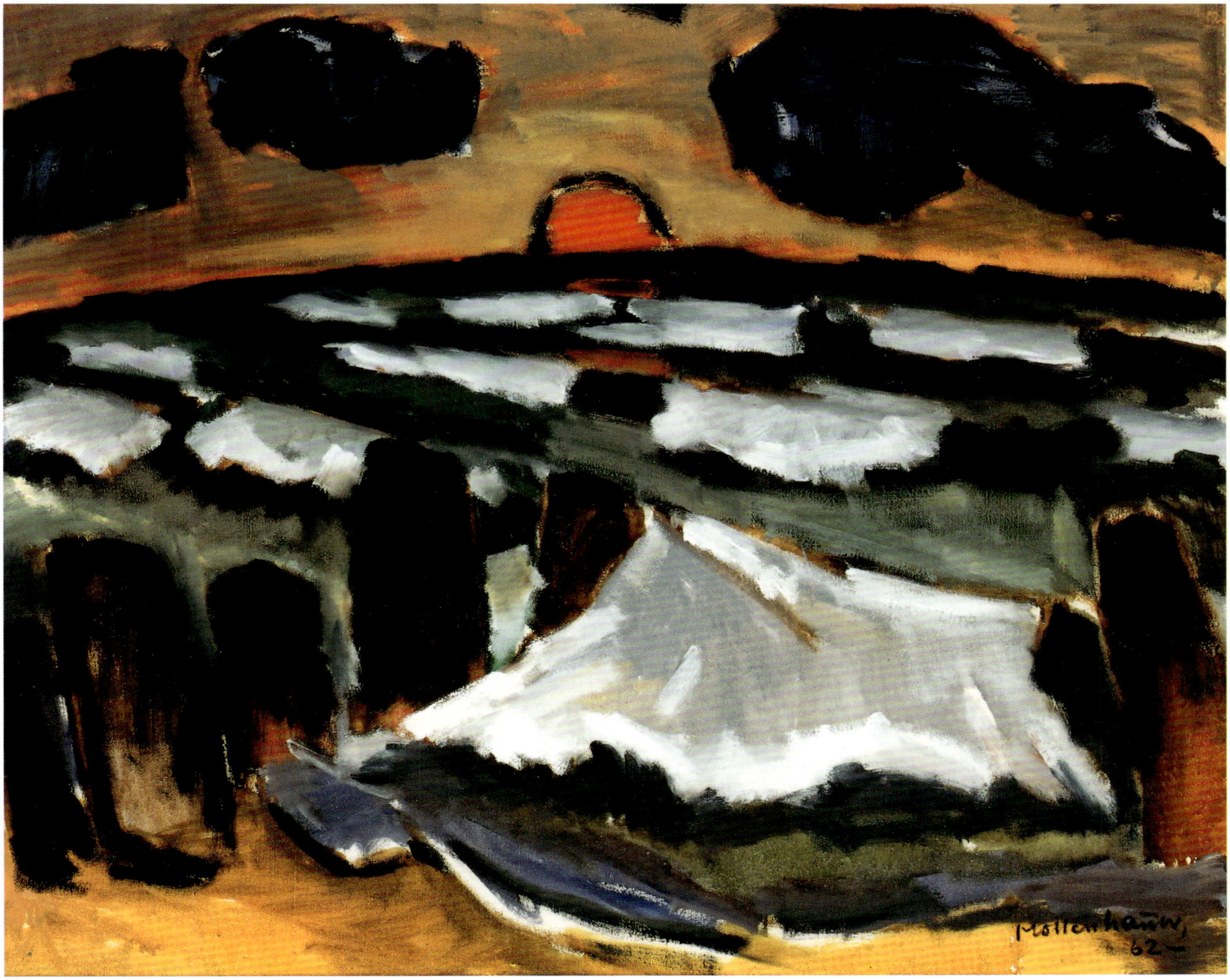
Mollenhauer,
62

62
IM ABENDROT
1962, letzte Arbeit

Öl auf Leinwand
65 x 80 cm
Nicht signiert und nicht datiert

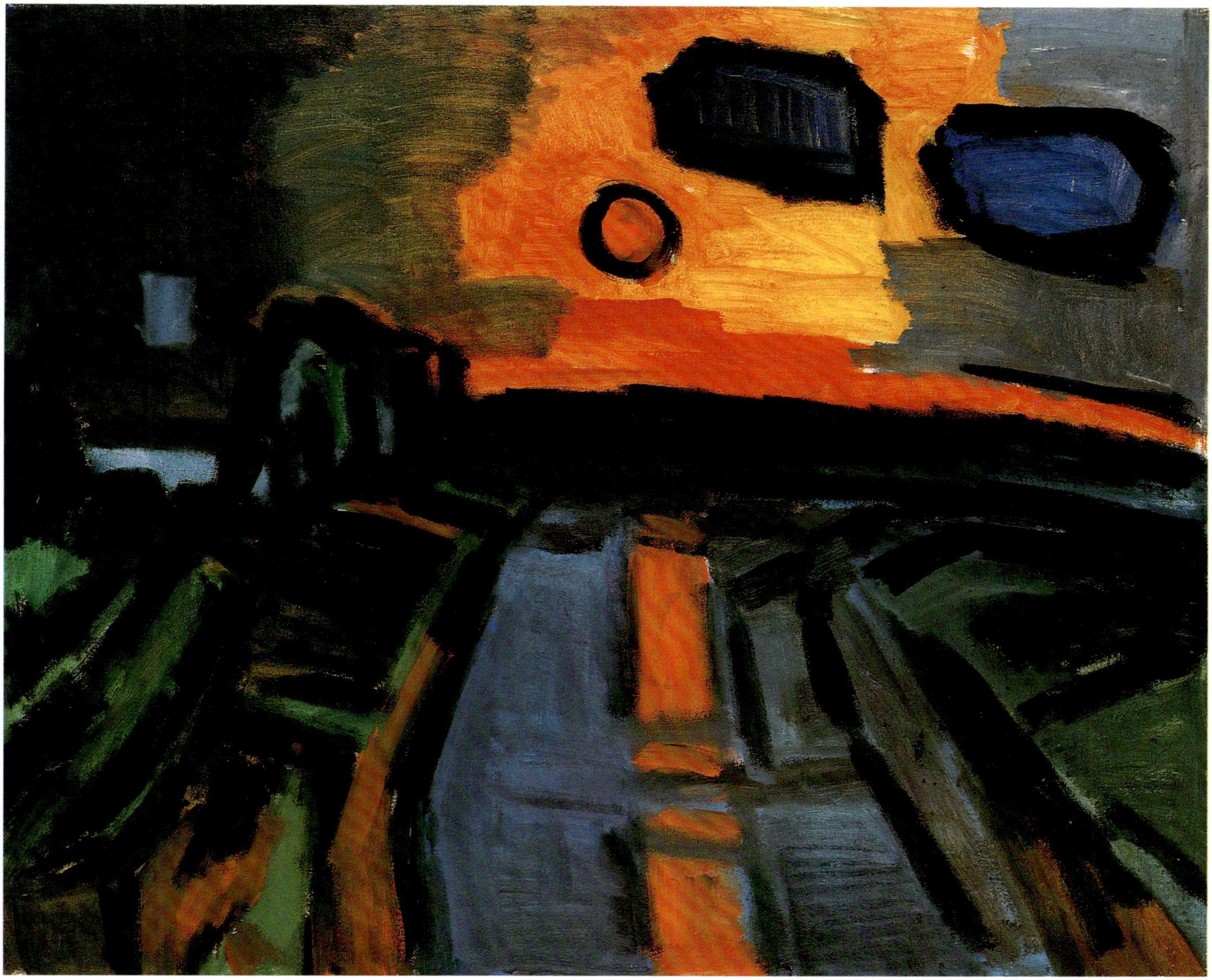

ERNST MOLLENHAUER

LEBENSDATEN

27. 8. 1892
geboren in Tapiau/Ostpr., aufgewachsen in Königsberg. Sein früher Entschluß, Maler zu werden, wird bestärkt durch die Befürwortung von Lovis Corinth. Auf Wunsch des Vaters jedoch zunächst eine kurze Lehrzeit in einer bekannten Königsberger Reederei.

1913
Beginn des Studiums an der Königsberger Akademie. Erlaß des damals üblichen Probejahres durch Prof. Dettmann. Aktklasse unter Prof. Pfeiffer, dazu Graphiker- und Bildhauerklasse. Praktische Mitarbeit an den Wandgemälden Pfeiffers in Elbing und Tilsit. Akademieferien in Großkuhren im Kreis von Waldemar Rösler, Illies, Dellbrück, Domscheit, Jernberg u. a.

1914–1918
Als Kompanieführer im Ersten Weltkrieg in Polen, Rußland, Italien, Frankreich. Das umfangreiche gezeichnete Kriegstagebuch 1945 in Nidden vernichtet.

1918–1922
Fortsetzung des Studiums an der Königsberger Akademie, Meisterschüler bei Prof. Degner.

1918
Gründungsmitglied der Künstlervereinigung »Der Ring«.

1919
Vorsitzender des Studierendenausschusses. Anläßlich einer Gedenkfeier für die Gefallenen Eröffnung der »Ausstellung der Zurückgekehrten«. Verschiedene Ausstellungen innerhalb Ostpreußens.

1920
Heirat mit Hedwig Blode, der Tochter des »Künstlervaters« Hermann Blode, Mäzen und Eigentümer des bekannten Künstlergasthofes in Nidden, der Keimzelle der Niddener Künstlerkolonie.

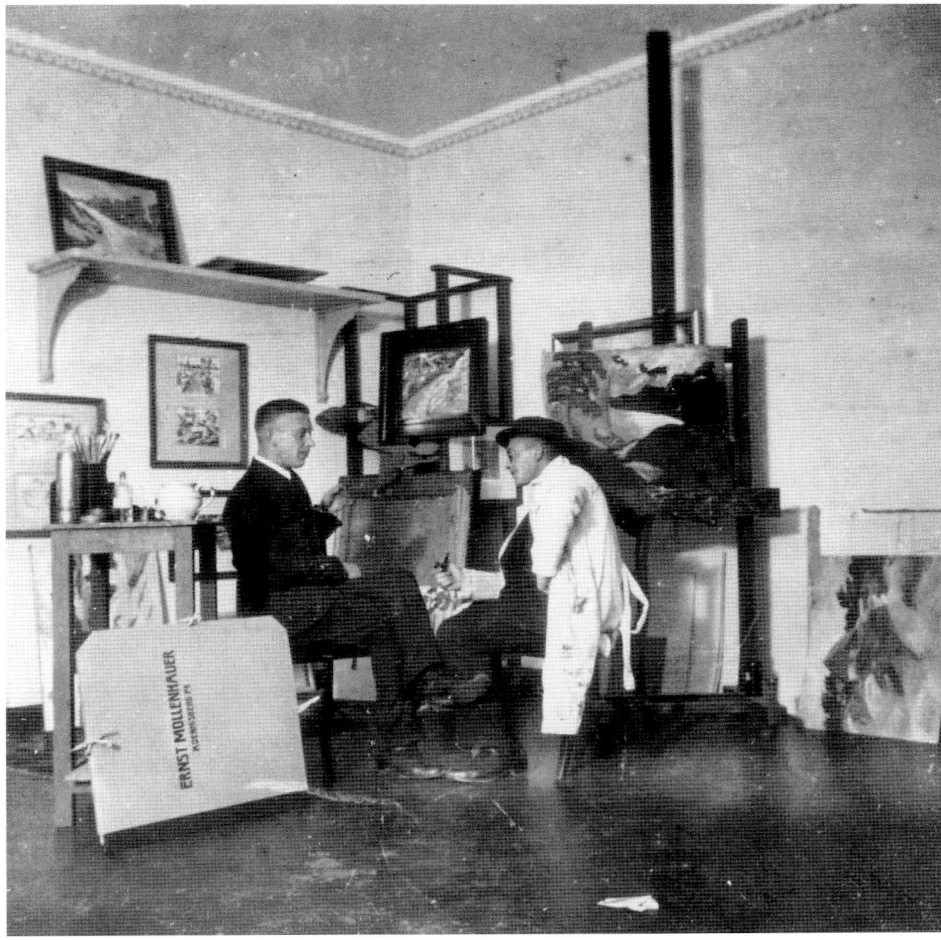

Textabb. 17
Atelier in der Kunstakademie
Königsberg, etwa 1919 – 1922.
Rechts: Ernst Mollenhauer.

1922–1923
Aufenthalt in den USA. Verlust zweier Ausstellungen durch Diebstahl und Brand. Stellt dort als einer der ersten deutschen Maler nach dem Weltkrieg aus (Dudensing Galleries, New York). Mitarbeiter in einem Studio zur Herstellung projizierbarer Bühnenbilder (u. a. für die Metropolitan Opera). Diese Arbeit hat nach der Rückkehr nach Deutschland einen Ruf Max Reinhardts an dessen Berliner Theater zur Folge, dem Mollenhauer jedoch nicht folgt. Er geht nach Nidden im jetzt von Litauen annektierten Memelgebiet zurück. Verschiedene Reisen durch Deutschland und Österreich. Ende der zwanziger Jahre übernimmt er den alten Künstlergasthof seines Schwiegervaters und sorgt bis 1945 maßgebend für Erhalt und Pflege der Niddener Künstlerkolonie, des Dorfes und der einmaligen Nehrungslandschaft.

1939
Rückgliederung des Memellandes an das Deutsche Reich. Mollenhauer wird durch die Nationalsozialisten als »entartet« abgestempelt und erhält sofortiges Ausstellungsverbot. Die große Gemäldesammlung des Hauses Hermann Blode bedroht ein zweimaliger »Bildersturm«, dem sich Mollenhauer mit allen Mitteln widersetzt. Seine Bekanntschaft mit Thomas Mann und die Betreuung von dessen Domizil in Nidden, die Aufnahme jüdischer Gäste und die Weigerung, sein Haus der Partei zu öffnen, bringt ihm die ständige Bedrohung einer Verhaftung durch die Gestapo ein.

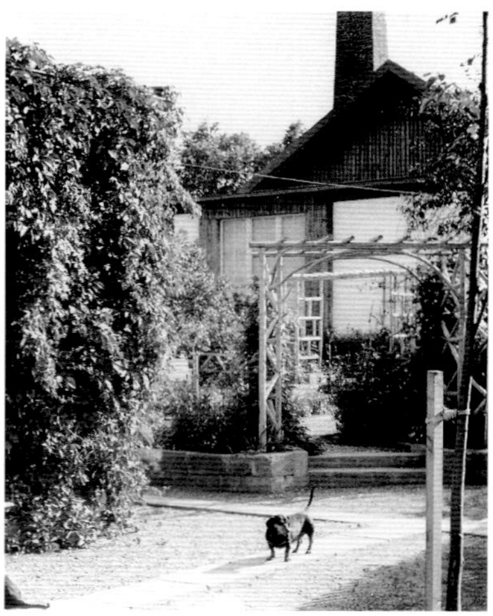
Textabb. 18
Blick auf das Atelier in Nidden

1944–1945
Kriegsdienst. Durch die militärischen Gegebenheiten noch bis zum Schluß in Nidden. Das gesamte künstlerische Werk in Atelierbesitz wird im Januar/Februar 1945 durch einmarschierende sowjetische Truppen zerstört oder verschleppt, desgleichen die Gemäldesammlung des Hauses Hermann Blode. Kriegsgefangenschaft in Dänemark und in englischem Lager in Schleswig-Holstein. Nach der Entlassung Neubeginn in Kaarst bei Neuß.

1950–1963
Atelier in Düsseldorf.

Ab 1946
wiederholte Studienaufenthalte in der Eifel, der Lüneburger Heide, an der Nord- und Ostseeküste, in Österreich, Frankreich, Holland und in der Schweiz. Dazu jährliche Aufenthalte auf Sylt, erst in Kampen, dann in Keitum. Seit Anfang der 50er Jahre zweites Atelier in Keitum, das 1969 mitsamt den dort befindlichen Bildern einer Brandstiftungsserie zum Opfer fällt.

3. 4. 1963
gestorben in Düsseldorf, beigesetzt auf dem alten Friedhof in Keitum auf Sylt.

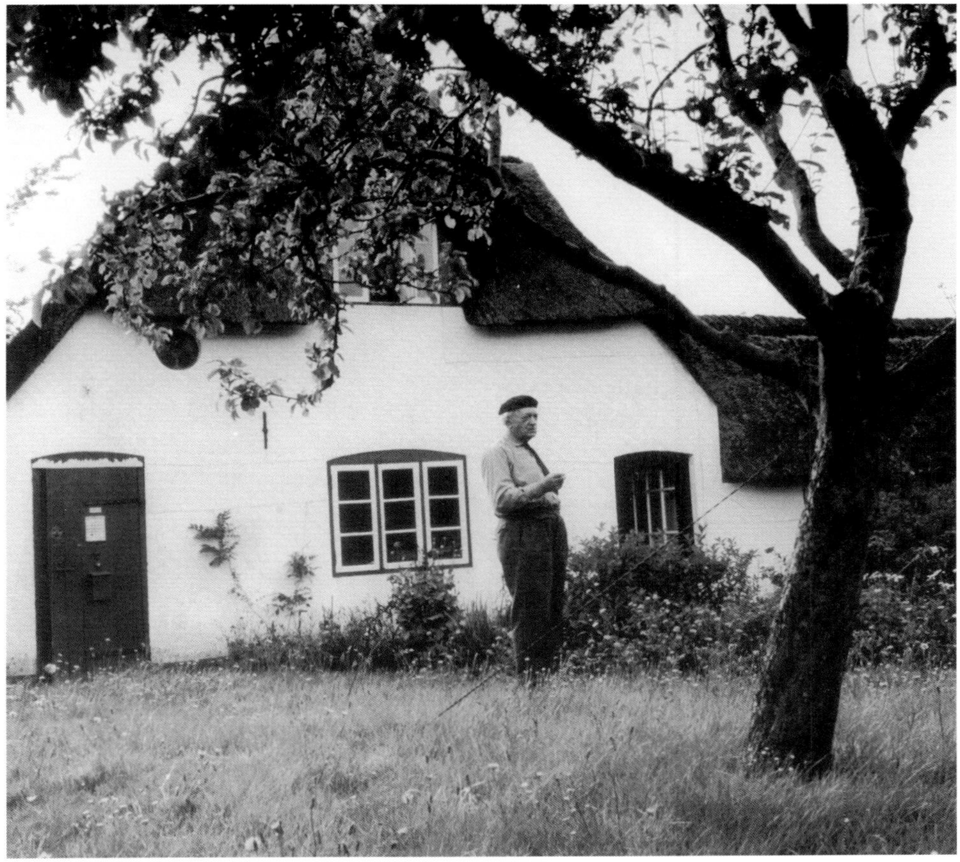

Textabb. 19
Ernst Mollenhauer vor dem Atelier in Keitum auf Sylt, 1962

BESITZ IN MUSEEN UND ÖFFENTLICHEN SAMMLUNGEN

Ostdeutsche Galerie Regensburg

Städtische Kunstsammlungen Gelsenkirchen-Buer

Städtische Kunstsammlungen Düsseldorf

Wilhelm-Lehmbruck-Museum, Duisburg

Galerie Villa Merkel, Esslingen

Städtische Sammlung Lünen

Museum Goslar

Clemens-Sels-Museum, Neuss

Altonaer Museum Hamburg

Schleswig-Holsteinisches Landesmuseum Schloß Gottorf

Bundesregierung; Landesregierungen und Ministerien in Nordrhein-Westfalen, Baden-Württemberg, Berlin

Industriewerke wie
Bayer AG Leverkusen;
Böhlerwerke, Düsseldorf;
Thyssen, Düsseldorf;
Haniel, Duisburg;
Schwarzhaupt, Köln u. a.

AUSSTELLUNGEN

ab 1948; in Klammern die Zahl der ausgestellten Arbeiten

1948
Düsseldorf, Galerie Alex Vömel
15. 3.–30. 4. 1948 (33)

1948
Neuss, Kunst- und Bücherstube
Dr. Carl Peter Baudisch
15. 6.–15. 7. 1948 (19)

1948
Neuss, Berufsschule 7. 11.–7. 12. 1948 (46)

1950
Köln, Kunstverein 1. 2.–26. 2. 1950 (28)

1951
Recklinghausen, Im Rom
24. 6.–8. 7. 1951 (21)

1953
Düsseldorf, Kunstmuseum Kupferstichkabinett (Vier ostdeutsche Maler)
Januar – Februar 1953 (13)

1955
Goslar, Städtisches Museum (Ernst Mollenhauer – Kurt Schwertfeger)
17. 7.–14. 8. 1955 (51)

1955
Heidelberg, Kunstverein
(Vier ostdeutsche Künstler)
Oktober – November 1955 (16)

1957
Bochum, Haus Metropol
12. 5.–26. 5. 1957 (71)

1957
Esslingen, Landolinshof
Oktober 1957 (71)

1958
Köln, Galerie Boisserée Mai 1958 (23)

1960
Gelsenkirchen, Städtische Kunstsammlung 6. 3.–18. 4. 1960 (99)

1962
Duisburg, Mercator-Halle
15. 9.–7. 10. 1962 (60)

1963
Mannheim, Kunstverein
6. 1.–2. 2. 1963 (46)

1963
Bamberg, Neue Residenz
23. 6.–1. 9. 1963 (12)

1963
Lünen, Foyer des Theaters
24. 11.–15. 12. 1963 (58)

1969
Düsseldorf, Haus des Deutschen Ostens
13. 9.–30. 9. 1969 (45)

1972
Leverkusen, Hochhaus der Bayer AG 6. 10.–29. 10. 1972 (46)

1973
Monheim, Schelmenturm
7. 10.–6. 11. 1973 (37)

1977
Regensburg, Ostdeutsche Galerie
20. 3.–15. 5. 1977 (59)

1978
Esslingen, Villa Merkel
17. 11. 1978–7. 1. 1979 (72)

1979
Ravensburg, Städtische Galerie
Altes Theater
10. 6.–1. 7. 1979 (45)

1982
Düsseldorf,
Haus des Deutschen Ostens
3. 11.–30. 11. 1982 (32)

1982
Düsseldorf, Galerie EP
5. 9.–10. 10. 1982 (27)

1983
Neuss, Clemens-Sels-Museum
(Keitumer Tagebuch)
3. 7.–4. 9. 1983 (50)

1983
Berlin, Deutschlandhaus
2. 10.–20. 11. 1983 (57)

1988
Detmold, Detmolder Schloß
6. 3.–4. 4. 1988 (37)

1992
Leverkusen, Hochhaus der
Bayer AG 16. 1.–23. 2. 1992 (44)

1992
Neuss, Clemens-Sels-Museum
15. 3.–30. 4. 1992 (29)

1992
Eßlingen, Altes Rathaus
8. 5.–31. 5. 1992 (29)

1992
Köln, Galerie Boisserée
7. 10.–3. 11. 1992

1992/93
geplante Ausstellungen:
Museum Hamburg-Altona;
Leopold-Hoesch-Museum,
Düren;
Gemäldegalerie,
Königsberg/Kaliningrad;
von- der- Heydt-Museum,
Wuppertal;
Städt. Galerie
Ravensburg u. a.

Außerdem seit 1948
Beteiligung an über hundert
Ausstellungen im In- und Ausland.

LITERATUR

Ernst Mollenhauer
Katalog zur Ausstellung in New York, Dudensing Galleries, 1923

Cicerone
XV, 1923, S. 39 f.

Hellweg
3. Jg., 1923, S. 106

Verzeichnis ostpreußischer Künstler, Königsberg 1927

Ulrich Thieme-Becker
Allgemeines Lexikon der Bildenden Künstler, 25, 1931

R. C. Muschler
Persönlichkeit und Landschaft. Eine Einführung in das Werk des Malers Ernst Mollenhauer. Ostdeutsche Monatshefte 1933, Heft 11, S. 662–670

Bruno E. Werner
Westermanns Monatshefte 157, 1934/35

Niels von Holst
Die Kunst, 49, 1950/51, H. 1

Paul Fechter
Das Barbizon der Nehrung. In: Memellandkalender 1954

Hans Vollmer
Allgemeines Lexikon der Bildenden Künstler, 1956

Pierre Mornand
in: La Revue Moderne, Paris, April 1957

Günther Rehbein
Ernst Mollenhauer. Ein ostpreußischer Maler in Düsseldorf. Düsseldorfer Kulturkalender Nr. 14, 1957

Ernst Schremmer
Ernst Mollenhauer, in: Käthe-Kollwitz-Gemeinde, Heft 2/3, 1957, S. 10-14

Ernst Schremmer
Ernst Mollenhauer. Zu seinem 65. Geburtstag am 27. August 1957, in: Der Wegweiser, August 1957, Nr. 15/16, Düsseldorf

Richard Trotzky
Ernst Mollenhauer. Ein ostpreußischer Maler im Westen. In: Ostdeutsche Monatshefte, 1958, Heft 9, S. 543–547

Ernst Mollenhauer
Nidden. In: Erbe und Auftrag, Augsburg o. J., S. 234–241. Textgleich mit
Ernst Mollenhauer
Wunderland Nidden. In: Ein Blick zurück, München 1961, S. 243–250

Horst Richter
Neues Rheinland, 1962/63 Nr. 29

Ernst Schremmer
Ernst Mollenhauer. Bildende Kunst-Monographien der Künstlergilde (Esslingen), Band 9, München 1968

Ernst Schremmer
Ernst Mollenhauer. Ausstellungskatalog Haus des Deutschen Ostens, Düsseldorf, 1969

Ruth Maria Wagner/Hans-Ulrich Stamm
Der Maler der Nehrung Ernst Mollenhauer. In: Ihre Spuren verwehen nie. Köln 1971, S. 183–186

Günter Krüger
Nidden auf der Kurischen Nehrung.
In: Gerhard Wietek, Deutsche Künstlerkolonien und Künstlerorte, München 1976

Günter Krüger/Christine Knupp
Norddeutsche Künstlerkolonien I, Nidden und die Kurische Nehrung. Ausstellungskatalog Hamburg, Altonaer Museum 1976–1977/Regensburg, Ostdeutsche Galerie, 1977

Gerhard Wietek
Gemalte Künstlerpost. Karten und Briefe deutscher Künstler aus dem 20. Jahrhundert, München 1977

Herbert Wilhelmi
Nidden und seine Maler. Hrsg. von der Landsmannschaft Ostpreußen, 1977, S. 23 f.

Ernst Schremmer
Vom Expressionismus zum Realismus.
In: Museum. Ostdeutsche Galerie Regensburg, Braunschweig 1978

Günter Krüger
Ernst Mollenhauer. Ausstellungskatalog Galerie der Stadt Esslingen, 1978/79

Rainer Zimmermann
Die Kunst der verschollenen Generation, Düsseldorf 1980

Georg Hermanowski
Ostpreußen-Lexikon. 2. Auflage Mannheim 1982

Günter Krüger
Kunstakademie Königsberg 1845–1945. Werk 11 der Prussia Schriftenreihe, Duisburg. Ausstellungskatalog 1982/83, S. 32/33.

Wolfgang Schulz
Ernst Mollenhauer – Nidden und Sylt. Ausstellungskatalog Deutschlandhaus Berlin, 1983

Irmgard Feldhaus
Ernst Mollenhauer – Keitumer Tagebuch. Ausstellungskatalog Clemens-Sels-Museum Neuss, 1983

Wolfgang Schulz/Gisela Höhle
Große Ostpreußen. Stiftung Deutschlandhaus Berlin, Berlin 1986

Leonas Stepanauskas
Tomas Manas ir Nida. Vilnius 1987, S. 135–138 ff.

Gisela Götte
Ernst Mollenhauer (1892–1963). Eine Ausstellung zum 100. Geburtstag. Ausstellungskatalog der Bayer AG Leverkusen, 1992

IMPRESSUM

Die Herausgabe der Publikation
wurde gefördert mit Mitteln
des Bundesministers des Innern, Bonn

Für die Genehmigung zum Abdruck
einzelner Textauszüge und Aufsätze sei
den auf Seite 53 genannten Verlagen
herzlich gedankt

Photos:
Erwin Böhm, Mainz
Thomas Karsten, Haimhausen/München
Siegfried Kühl, Düsseldorf
R. Scheinpflug, Mainz
Archiv Ernst Mollenhauer

Redaktion:
Maja Ehlermann-Mollenhauer

Titelabbildung:
Ernst Mollenhauer, Am Meer I, 1955

© Maja Ehlermann-Mollenhauer, Mainz
und Edition Braus, Heidelberg
März 1992

Gesamtherstellung:
Brausdruck GmbH, Heidelberg
ISBN 3-89466-001-5